Dr. Sears

西尔斯亲密育儿经

新手父母不可不知的50件事

［美］玛莎·西尔斯　罗伯特·W·西尔斯

威廉·西尔斯　詹姆斯·M·西尔斯　著

祝凤英　王爱燕　译

U0352971

山东科学技术出版社

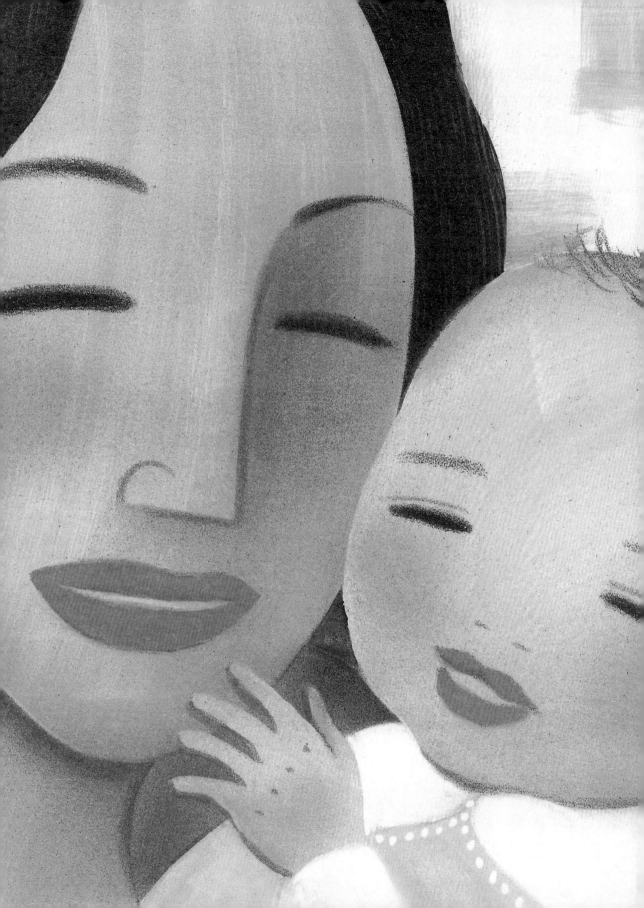

目 录

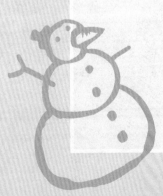

爸爸篇
——初为人父不可不知的25件事

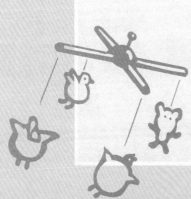

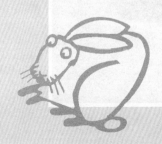

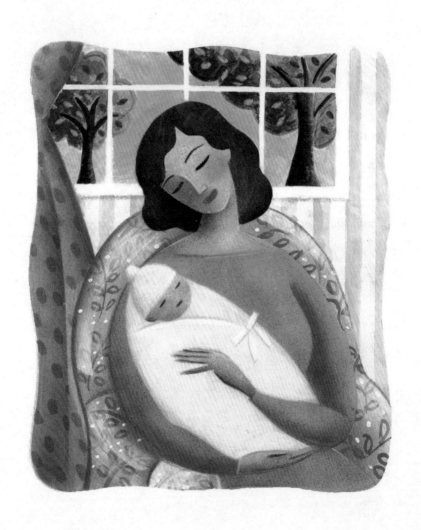

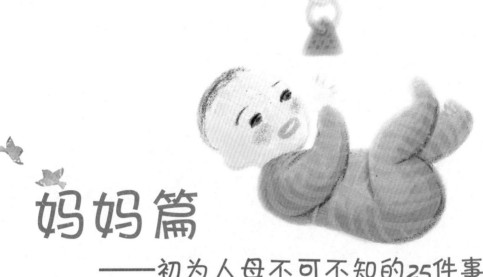

妈妈篇

——初为人母不可不知的25件事

玛莎·西尔斯　威廉·西尔斯

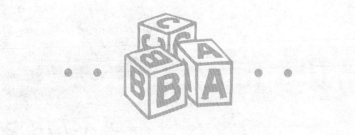

引 言

· · · ·

大约40年前，我第一次做了母亲。即使我自己是一名护士，我仍然害怕极了。在这之前我在工作的医院为宝宝们扮演妈妈，但那都是别人的宝宝，不是自己的。现在，作为我的第一个宝宝吉米的妈咪，我必须从零学起，从头做起。这是一个强度巨大的、必须亲力亲为的学习过程。加上以后的7次孕育经历，我有幸经历了8次这样的学习过程。

我的丈夫比尔，和我一起共同学习了我们在本篇中所述的所有内容。这本书的"妈妈篇"是为初为人母的妈妈们而写的，主要以"我"的口吻，以母亲对母亲的交流方式，比尔的声音也时不时地穿插其间，从他作为父亲和儿科医生的角度对相关问题提出看法和观点。

这不是一本传统意义上的育儿书。在这本书里面，你找不到任何有关宝宝尿布疹、脐带护理或者产妇如何分娩的内容。市场上已经有大量的书在谈论这些内容。不同于以上内容，这是一本有关提高育儿技能的指导书，如何做好新手妈妈的内容和如何照顾好宝宝的内容并重。本书将帮助你更好地了解自己的宝宝，也希望本书能帮助你在承担起这份全新的做母亲的责任时充分了解自己。

我们相信宝宝们能够教给母亲很多东西。注意倾听你的宝宝，并且对他发出的信号敏捷地做出回应，这能引导你形成自己的育儿风格，从而帮助你和宝宝一起充满活力地健康生活。随着你和宝宝之间逐渐建立起相互信任的亲密关系，你对宝宝就会形成很多的生理感应和直觉，从而帮助你踏上作为母亲的旅程，也帮助你增强作为母亲的信心。但是遗憾的是，我们所生活的世界并不是一个理想的世界，在你哺育宝宝的这段过程中会遇到各种阻力，导致你对自己的育儿直觉产生怀疑。我们希望这本书能够帮助你跨越这些前进道路上的障碍、成功应对所遇到的困难和变化。

作为父母，我们养育了8个子女，在这一过程中我们学会了很多东西。与有孩子之前相比，我们的变化非常大，而大多数变化都朝着好的方向发展。虽然有时个人的成长进步很难，但是我们哺育宝宝的过程充满了欢喜和快乐。有了宝宝的生活是充满快乐的，只有这时你才会真正相信生活是美好的。尽情享受和宝宝在一起的快乐吧！

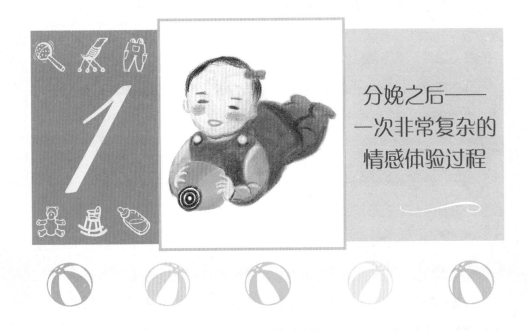

分娩之后——
一次非常复杂的
情感体验过程

　　9个多月的孕期突然结束，终于结束了！曾经高高隆起的腹部；腹中宝宝的膝盖和臂肘对你腹部的触碰；每一次产前检查医生定位的宝宝大大的、圆圆的脑袋；因为腹部隆起而导致的呼吸困难、入睡困难，以及早晨起床时的艰难；听了6个多月的腹中宝宝的心跳；宝宝的身体缓缓地"擦"过你的腹部，"逗"得你肋骨直痒；肚子被用力捅戳，你却不知道那是什么……所有的这一切，在宝宝诞生时戛然而止了；突然之间，自己不再是个孕妇了！

　　宝宝终于降生了。终于不需要再担心生产是否会顺利的问题了；终于不再有胸口痛或者背痛的感觉了；终于不用再为使腹部不受压而上半身直挺挺地坐着了；终于不用再专注于自己的身体正在孕育生命的神奇……孕期结束，宝宝终于降生了。

那么，在你人生中的这一重大时刻，在开启了作为母亲生涯的这一时刻，你的感受如何？热得全身冒汗？冷得牙齿打战？难以置信、惊惧、浑身颤抖？一阵阵的宫缩、阵痛终于结束，身心放松？胸部以下是真的麻木还是只是感觉？异常激动兴奋？迷茫且不知所措？你是以上哪种感觉？还是以上所有感觉都有？

其实，在宝宝降生的那一刻，以上这些感觉不能完全描述你当时的心情，因为每位母亲都不相同，每个宝宝降生的过程也都不同。不过，有一点我能够确定地告诉你：宝宝降生是一件大事。不管你的分娩时间是长还是短，不管是顺产还是剖宫产，不管是谁在陪护，也不管你分娩的地方环境如何，宝宝降生的那一刻对你的情感冲击非常大，因为你正在经历一次巨大的突然转变。

在初为人母的这一时刻，你要多看、多触摸、多抱宝宝。宝宝刚刚离开的是温暖的子宫，出生后需要的则是母亲的怀抱——一个新的"子宫"，一个未来几个月的温暖的"家"。而初为人母的你，同样需要亲自去体验宝宝在怀中的感觉，去感受这个不久前还在你腹中的宝宝，这个刚刚出生、脸庞还没有完全舒展的宝宝。"天哪，孩子！这是我的孩子！"你激动万分，喜极而泣，热切地盯着宝宝，抚摸宝宝，忘情地闻着宝宝身体的味道，想要努力捕捉宝宝的每一个细节，真切地感受宝宝，使自己相信这真的是自己的宝宝，一个鲜活的、属于你的新生命。

初为人母，你的第一个任务便是：适应从孕妇到母亲角色转换过程中巨大的心理和情感变化。这个小生命之前9个多月都待在你的身体内，你感觉他既熟悉又陌生；而现在，宝宝已经来到这个世界，来到所有人眼前，你们之间的关系不再是"一对一"，他不再完全属于你：医生要为他检查身体；丈夫会去抱他；护士要为他量身高、测体温。从这时起，宝宝便已经开始了逐渐走向独立的人生旅程，尽管宝宝自己现在还意识不到。而你呢，可能还认为他仍然是你身体的一部分，他的小胳膊在你的怀中移动，你自然地感应到："嗯，就是这个动作！你在我身体里面的时候就是这么动的，我很熟悉。"但是同时，你又会盯住宝宝的小脸看，在想："这个宝宝，你是谁呀？告诉我你是谁。"

要给自己时间和空间来感受所有这一切。在分娩的过程中，你经历着周围所有的忙乱，因此容易分心或者不知所措。现在好了，宝宝已经降生，是时候集中注意力于自己的宝宝了：怀抱宝宝，贴近自己的肌肤；使宝宝注视你的眼睛；帮助宝宝找到乳头。宝宝刚刚经历的是从你腹中来到这个外部世界的"旅程"，他已经为此"竭尽全力"，因此此时需要你安全和舒适的怀抱。把你的需要告诉助产士和陪同人员，询问抱宝宝的正确方式，使宝宝能够安静、安全地休息。如果因为治疗的需要不能抱宝宝，你要坚持要求至少能够亲眼看着宝宝、抚摸宝宝，使宝宝依偎在自己身旁，闻着宝宝身体的味道。如果以上这些要求得不到满足，那么你要安排丈夫去陪伴宝宝，和宝宝说话，抚摸宝宝，使宝宝时刻都能有至少父母一方的陪伴，使他感觉踏实并得到安慰。

看到宝宝的降生，你可能会感觉体内涌动着对宝宝无法抑制的爱需要立即释放出来；你可能感觉很神奇或者很惊叹而不敢相信自己的眼睛；你可能想大笑或者大哭，以彻底宣泄自己压抑已久的情感，放松身心；你也可能只是感觉筋疲力尽。所有这些感觉都再正常不过了，因此你要去接受这些情感体验。在这些初为人母的时刻，即使感觉地球不再为你而转动，也不要惊慌失措，因为在你身体里和内心还涌动着太多的东西，你需要几天的时间才能够梳理好自己的情绪，进而放松和平静下来。

一直以来，人们都在强调"分娩后亲子关系的建立"问题，认为宝宝出生后一个小时是父母与宝宝建立情感关系的关键时间。而事实情况却是：利用好这一个小时与宝宝建立起亲密的情感关系固然很重要，不过，要想建立起长久的亲密的母子和父子关系，只是单纯地利用好这一个小时是远远不够的；这一个小时不是某种具有神奇魔力的胶水，并不能保证"粘牢"母子和父子之间的亲密关系。和宝宝建立起亲密关系是一个长期的情感不断增进的过程，因此不管是因为实际治疗的需要，还是因为医院固守成规的惯例，而导致父母在最初的一个小时内无法与宝宝待在一起，父母仍然能够在以后的时间逐渐建立起与宝宝的亲密关系。

即便如此，尽早与宝宝建立起亲密的亲子关系确实非常重要，因为这样有助于你尽早地开始初为人母的体验；而且不管是对你本人还是宝宝，初为人母的体验方式至关重要。你需要和宝宝在一起，不断地抚摸和感觉宝宝，这并非毫无意义的煽情，而是母爱的自然流露方式，促使你倾尽全力去关爱宝宝，这种情感需要受到尊重，更需要得到迁就和保障。

同样，你的分娩经历也应该得到自己和周围人的尊重。分娩很少完全如预期的那样。作为生过7个孩子（我们的第8个孩子是领养的）的母亲，我能够告诉你的是，我的每一次分娩经历都不一样。分娩后，当回顾这一过程的时候，你可能会希望当时所做的一些事情从来没有发生过。例如，回想到当时是剖宫产，你现在感到后悔、生气，甚至闷闷不乐、郁郁寡欢；回想当时有人对待你的某种方式，你感觉很不愉快，等等。你要正视和接受这些情感，同时也要认识到这些情感都是不可避免的后知后觉。不要因为分娩过程中自己的选择和决定而自责，因为在宫缩阵痛每两分钟就发生一次的时候，连喘口气休息的时间都没有，更不用说梳理思路想问题了，因此没有人在这个时候能够清楚地思考和做决定。你在分娩期间所做的决定（即使是为了自己而做的决定），都是为了使宝宝和自己的权益能够得到最好保障。较之当初的分娩过程，你现在看问题的角度发生了改变，但你只要把当初的决定看成是一次认识问题并借以成长和成熟的机会（也可以看成为下一次分娩所积累的经验）就好，不要为此过度自责。作为孩子的母亲，你应该得到更好的对待。

你的分娩过程持续了多长时间？期间都是什么感觉？负责照顾你的人都说了什么？分娩期间都具体发生了什么事情？如果负责和帮助你分娩的那些护士、助产士和医生有智慧并且经验丰富，他们就会让你将自己的所思所想所感尽情说出，以帮助你将自己的分娩经历融入整个生命历程中。已经做了母亲的人也会告诉你这么做。所以，不要先急着看记录自己分娩过程的照片或者录像（这些照片或者录像记录下了宝宝从你的体内娩出的整个过程，你当然想看到，也能够反复看到），要先把自己的分娩经历讲给别人听，和你的丈夫一起把这段经历讲给别人听，讲给你的朋友听，讲给自己的母亲听。如果你对分娩过程中所发生的事情有不明白之处，要让身边的人（如丈夫、护士、医生或者助产士）解释给你听，或者帮你回忆整个分娩过程。这种分娩经历现在已经成为你的一部分，许多年过后，你将仍然能够非常详细地描述这一切。找时间（宝宝在出生后最初的几天睡眠时间很长）及时将这一经历写下来，或者为之写首诗！此时若说你没有创作灵感，那么谁还会有呢？

成为母亲是人生的一大转折点，和人生当中其他许多转折点一样，必然有得也有失。你所得到的显然就在眼前，不需要别人告诉你：是一个宝宝，一个完全的"新人"，一个需要你去爱的人，一个将来也会把爱回报给你的人。相比之下，你所失去的就不那么明显了。孕期结束了，想不去回顾这段怀孕经历通常是很难的，因为在怀孕期间，你能感觉到自己的特别：人们都对你很照顾；你对自己也像对孩子一样呵护有加；你的丈夫对你格外关心，什么东西都替你拿着，什么活都不让你干，看到你干活他便"惊慌失措"；你喜欢什么东西、喜欢吃什么，你的丈夫也都给你买。然而孕期过后，聚光灯照的不再是你，而是宝宝；你的角色从被照顾已经转换为照顾宝宝的人。你会感觉这样的角色转换令人很难接受，这倒不是因为不爱自己的宝宝，也不是因为嫉妒宝宝，而是因为你仍然需要有人来关爱你。关于这一点，我在本书后面还要详细阐述。

妊娠期结束还意味着你会很快将妊娠期间的情感体验忘掉。面对分分秒秒都要照顾新生宝宝的现实，你必须转变角色，很快成为一位会照顾宝宝的经验丰富的母亲。希望在妊娠期间你就已经做好了思想准备，已经认真考虑到将来成为母亲后，无论是你个人，还是你和丈夫的二人世界，都将由此而改变。在妊娠期间就开始思考和讨论这个问题，有助于使你在妊娠期结束之后初为人母的最初几个月感觉轻松一些。如果9个月的妊娠期结束之后仍"遗留"有上述问题并在产后的几周内重新出现时，你要非常审慎而明智地对待。

妊娠期仿佛是在突然之间就结束了，终于结束了！现在长长地舒一口气，准备好迎接宝宝吧！

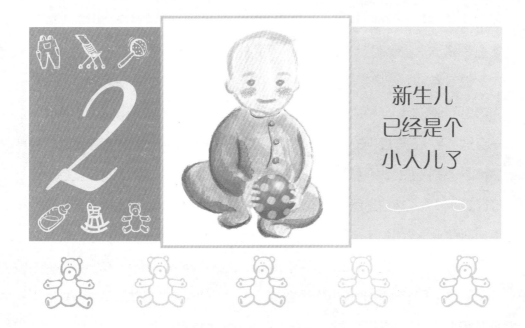

2

新生儿
已经是个
小人儿了

　　新生儿是一个独立的个体,从一出生就是。宝宝是个小人儿,具有独立的性情,更具有远远超乎人们想象的发育能力,因此,对待新生宝宝必须像对待成年人一样。你和宝宝已经共同度过了9个月没有其他人干扰的奇妙历程,接下来便是一个互相认识和了解的漫漫旅程。

　　面对新生宝宝,你该如何是好?一开始的时候你可能会感觉有些缩手缩脚,不知所措:虽然宝宝已经在做抬头的努力,或者在头歪了之后努力想要再次抬起,但其实宝宝的头颈还很软弱无力。每个新生儿都不相同,有些宝宝喜欢身体直立被母亲竖抱在胸前,有些宝宝喜欢将头倚在妈妈的肩膀上,有些宝宝即使不吃奶的时候也喜欢躺在妈妈的怀抱里。如果宝宝似乎确实喜欢某种被抱着的姿势，你的判断很可能是正确的，至此，你已经对这个小家伙有了一些了解。

抱宝宝的动作一定要轻、柔、缓，我想这一点就不必再提醒你了吧，因为这出于你的本能。要记住，在宝宝未出生、未被你抱起之前，这个小家伙可一直是"浮"在你腹中的"水"中的，无论你不动、突然动还是迈步行走，宝宝都像是在软垫上，不受颠簸；而宝宝出生后，如果遭遇突然的动作就会受到惊吓，两臂会本能地猛然向身体外侧张开，头部"震颤"。宝宝天生就怕被摔着，若是你有像动物一样的皮毛，宝宝一定会紧抓住你的皮毛不放手，就像动物园中幼猿紧抓母猿后背上的皮毛，紧紧地趴卧在母猿后背上一样。另外，由于你还在经历着产后的身体僵硬和疼痛，小心活动对你的身体和精神恢复也是最有好处的。

注意抱宝宝的身体姿势一定要舒适，还要便于注视宝宝的眼睛。你可以一只手托住宝宝的头颈，另一只手托住宝宝的臀部，将宝宝紧贴在你的胸前。也可以躺在床上，两膝拱起，使宝宝倚靠在你的大腿上，面朝向你。还可以侧卧在他身边，与他面对面，甚至可以脸贴脸。耐心细致地观察宝宝，观察他的面部表情，认真判断他因刚出生皮肤尚未舒展而"褶皱"的眉头都在向你传达什么信息。

新生儿拥有很智慧的面部表情，这或许是因为他们确实"很有头脑"，懂得很多，任何人对此给出不同的说法你都不要去理会。周围的亲朋好友，甚至保姆可能会说："哦，宝宝刚刚出生，他还不可能知道些什么。""宝宝这么小，不可能明白什么事情，不是吗？""宝宝那不是在笑，是你在空想吧！""吃了睡，睡了吃，宝宝能做的就这些！"其实说这些话的人，他们都错了。

宝宝虽然刚出生，但他们的表现却令人惊讶和着迷，你会说这只是宝宝父母的"错觉"，因为他们正为刚得到这个心肝宝贝而骄傲，而欣喜若狂，而把宝宝奉若掌上明珠，其实不然。研究表明，新生儿的确会看、会听、会闻、会感觉，也会"动脑筋"。新生儿许多这样的能力能够使他与妈妈建立起难舍难分的亲密关系，而不只局限于了解和信任自己的妈妈，更在于能够使妈妈被自己吸引，心甘情愿为他付出。新生儿天生就有使爸爸妈妈爱上他们的本领！

新生儿最爱看的是人的脸，而距离20~30厘米（相当于哺乳时宝宝的脸与妈妈的脸之间的距离）时看得最清楚。在出生仅几周后，宝宝就能够有效"支配"自己的眼睛，能够长时间注视你的眼睛，还能够分辨你的脸和别人的脸。宝宝喜欢盯着看的是自己妈妈的脸，而不是别人的脸。

新生儿的听觉和成年人的一样好，甚至比成年人的还要好。另外，较之成年人，新生儿对声音更为敏感，因而醒着的时候会因为听到大的声音而受到惊吓。新生儿会感觉较高声调的女性声音听起来更舒服。在长到20~30天的时候，宝宝就已经具备了分辨妈妈声音的能力。除此之外，宝宝还有令人惊讶的抗声音干扰的能力，能够在"嗡嗡"的吸尘器的噪音下或在很大音量的音响声中安然入睡。事实上，在周围噪音大到难以承受的情况下，睡眠成了新生儿逃避的一种方法。

新生儿甚至能够感应节奏和语音的变化。在与妈妈面对面的"交谈"中，他们能够随着妈妈的话语节奏做出相应的身体动作。这种身体"舞动"非常细微，研究人员是通过录像并对其图像加以细致分析得到这一发现的。即使你可能因为学宝宝说话而觉得很难为情，但很快就会不知不觉地以这种"拿捏"着的抑扬顿挫的像唱歌一样的 "母性语言"与宝宝一直"聊"起来；与此同时，宝宝又学会了一种与妈妈保持亲密的方式。宝宝注意观察着你的嘴唇和眼睛的变化，并被深深吸引而目不转睛。至此，宝宝已经开始在学习与人交谈，尽管他才刚刚出生几天！

至于宝宝的嗅觉和味觉能力，首先，宝宝来到这个世界之前天生就习惯、喜欢母亲香甜母乳的味道，而这源于他们嗅觉的引导。在两个或多个宝宝面前各摆放两个乳垫，一个是自己妈妈的，一个是别的宝宝的妈妈的，宝宝们无一例外都会将头转向自己妈妈的乳垫，因为上面散发着自己妈妈乳汁的香气。如果宝宝饿了，而你却用双臂将他面朝上托起，他就会蠕动着小身体，努力将身体转向你的胸前，小嘴寻着乳香感知乳头的位置。此时你若是故意用乳头触碰宝宝的脸颊甚至后脑勺，他就会感觉"迷失"，不知该将自己的小嘴朝向哪里！

那么接下来，新生儿还很小，他会有感觉吗？当然。他会感觉饿，也会"动脑筋思考"接下来该怎么办。他会将头左右来回地摆动，小嘴巴张开，寻找乳头的位置。或许一开始他会将自己的小拳头送到嘴里吮吸，不过这样持续不了多长时间；若这些早期的饥饿信号发出之后得不到回应，宝宝很快就会哭闹起来，饥饿信号已升级，直至你将他抱起喂奶才会停止。你要注意宝宝早期发出的饥饿信号，不要等到宝宝哭闹时才喂奶。宝宝一开始感觉饿的时候会表现得比较安静，比较容易喂奶。而作为妈妈，你要及时喂奶，要让宝宝感觉到他大可不必为吃奶而"煞费心思"、哭闹伤神。

观察宝宝的最好时机是在他平静且处于警觉状态时：宝宝醒着，两眼睁开，相对比较安静。此时也是宝宝最迷人、最神奇的时刻。大多数新生儿出生后的大约1个小时处于"平静警觉期"，这就是为什么宝宝在这段时间里必须要与父母在一起而不是独自躺在摇篮里。宝宝在接下来的日子里不会再出现如此长的"平静警觉期"，不过父母可以通过培养宝宝的自制力，使宝宝之后出现的平静警觉期一次比一次长。在看到宝宝两眼大大地睁开、静静地环顾四周时，你要充分利用好这种"平静警觉期"，努力使宝宝在此期间欢喜快乐；这期间不用顾忌探望的亲友，也不要考虑吃饭了，那些事情稍后再做也不迟。

在逐渐了解自己宝宝的过程中，你要追随自己的心去了解，因为那是你自己的宝宝，你比任何人都关心他。宝宝在做的事情、宝宝的感受和需要等，是只有作为妈妈的你才能够最敏锐地发现和察觉出的。月嫂以及宝宝的奶奶和姥姥等"专家"们可能会直接告诉你该怎么做，不过，虽然她们有的建议可能有用，真正的专家还是你，只有你照顾自己的宝宝才最专业。要知道，你和宝宝之间的亲密关系是早在宝宝出生之前，早在孕期就已经开始了。

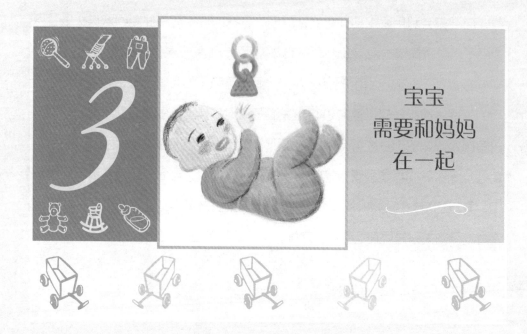

3 宝宝
需要和妈妈
在一起

　　想象一下，如果你现在是处在母腹中即将出生的胎儿，注意到你周围的环境没有？如果妈妈所穿衣服较少并且透光，而恰好此时又站在明亮的阳光下，那么可能会有微弱的光线透过妈妈的肌肤进来，而除此之外，周围一片黑暗，基本上什么都看不见。不过，虽然基本上看不见什么，却可以听到许多声音：有从母腹外传进来的隐隐约约的声音，其中有些声音还比较熟悉；如果幸运，还会有好听的音乐传进来；偶尔也会有较大的噪声传进来吓你一跳；与此同时，从与你相连的胎盘处还会持续不断地传来血液来回流经胎盘的"背景音"。除了妈妈体外的声音，妈妈自身也会有声音传来：妈妈的心跳声、呼吸声，有时还有来自妈妈肠胃的咕噜噜的声音……那么，处在这样的环境中，你的感觉如何呢？舒适、温暖时刻存在，因为你被妈妈坚韧有力的子宫肌肉壁牢牢地托住，被保护着、被爱抚着。在妈妈舒缓的身体动作中，在周围软软的羊水中，你的身体轻轻浮动，很轻，在这样的环境中你会安然入睡。你也从来不知道饿了、渴了是什么感觉，因为你可以按时获取通过脐带运送来的营养；周围羊水供应充足，你还可以随时美美地"畅饮"。

现在继续想象：你刚刚出生，刚刚从令你喘不过气来的产道中挣脱出来，然后就在突然之间，你的眼睛能够看到东西了，只是眼前的所有东西都太过明亮，你的眼睛感觉刺痛，于是你本能地快速紧闭双眼，直至有人将周围的灯全部关掉，你才敢再次睁开眼睛。你感觉听到的声音也太大，尤其是这其中有一种你从未听过的声音——你自己的哭声，这声音着实把你给吓坏了！你的胳膊和腿也能够无障碍地自由活动了，只是你同样感觉很惊讶。此时若有人托住你的双臂和双腿将你抱起，避免让你受到更多的惊吓，你就会感觉踏实一些，不会因为继续受到惊吓而哭得更剧烈、更大声。较之出生前在母腹中所处的环境，出生后的你需要应对更多的状况，虽然这其中也有一些令你好奇和着迷，不过大多数在你看来都很可怕，因为这些事情你之前从未经历过，也与之前经历过的一切不同，你感觉这些事情太过陌生。

此时你身处哪里才会感觉舒适呢？显然，你不可能再回到母腹中去。那么下一个最好的去处是哪里呢？是你现在所躺卧的大塑料箱子吗？箱子里垫在你身体下面的是一张又平又硬、不能移动的毛毯，虽然这张毛毯感觉还算暖和，但它也太粗糙、太硬了，你娇嫩的肌肤怎能受得了？当然，箱子里有足够的空间活动胳膊、活动腿，但这根本不是你所需要的，你所习惯的是在妈妈的子宫里舒适地蜷缩着身体。那么站在那边的护士如何？她正向你走过来，她将你抱了起来。嗯，感觉不错，只是这位护士说话的声音感觉太陌生。而且，这位护士正看向墙上的表，她要下班回家了。你所需要的显然不是这位护士，你期盼的栖身之处必须能够让你感觉安全，而且你所需要的人必须值得你信赖。

那么自己的妈妈那里怎么样？你尚在妈妈腹中的时候，她就保证了你的安全，现在妈妈会继续保护你，帮你渡过难关吗？妈妈会紧紧地抱着你，帮助你"控制"你那似乎不听话的胳膊和腿。妈妈的肌肤贴着你的，感觉如此的柔滑而温暖。你可以惬意地吮吸妈妈的乳汁，而这正是在经历了那段剧烈而骇人的分娩历程之后你所需要的安慰。你对妈妈的每一个身体动作都是那么熟悉，躺在妈妈怀里，感觉妈妈的胸脯有节奏地一鼓一吸，你会倍感安慰和舒适。妈妈整个身体移动时，你现在能够从妈妈体外全然了解。妈妈抱紧你，若你的一只耳朵此时紧贴妈妈的胸前，你就会真真切切地听到曾经那么熟悉的声音和节奏——妈妈的心跳。现在，你能够更长时间地睁开眼睛了，因为妈妈已经让人把那些刺眼的灯光调暗了，于是，你看到了热切迎向你双眼的那双美丽的眼睛，黑黑的、圆圆的，清澈似两汪深泉，满溢着爱的光芒，令你久久地沉浸其中。此时你的判断便是，这个新的地方比那个大塑料箱子绝对是强多了。而当妈妈抱着你或来回走动，或坐在摇椅里左右晃动你的身体的时候，你最终找回了那种你所熟悉的身体晃动，你又可以在这种熟悉的身体晃动中安然入睡了，你感觉仿佛又回到了母腹中，甚至可能感觉比回到母腹中还要好。对于刚刚降生到这个世界的你，这正是你所需要的，你又可以重振精神继续你的生命历程了。

宝宝就应该和妈妈在一起，这道理很简单，在我看来也是理所当然、显而易见的，在你看来可能也一样。新生儿在被抱着而不是独自躺卧在什么地方没人陪伴的时候感觉最舒适，这一点不言自明。如果要将宝宝放下，妈妈也要随时陪伴在宝宝身边，随时对宝宝的需求做出回应，否则宝宝就会大哭起来，即使此时需求得到满足，也会继续抽泣不止，难以平静下来。妈妈需要按时给宝宝喂奶，每两三个小时一次，有时两次喂奶期间还需要给宝宝提供一点"零食"，方法很简单，还是喂奶。宝宝需要贴近他所熟悉的妈妈的怀抱，聆听妈妈的心跳，需要有人理解他在饿的时候、周围一片寂静的时候以及独自躺卧没人陪伴的时候会感到多么害怕，理解他对所有这一切的陌生，一切都是未知的感觉。宝宝需要在妈妈的怀抱中安然入睡，并且包括我在内的很多人还认为，即使宝宝在睡觉的时候，也需要妈妈继续陪伴在身旁。

相比以上内容，妈妈到底需要多长时间和宝宝在一起，这个问题的答案就不那么显而易见了。你需要教给宝宝的东西很多，同时还需要从宝宝那里学习很多东西。如果能够在宝宝出生后几周内陪伴在他身边，与宝宝共同学习和掌握这些东西，会使你和宝宝在接下来的几个月里能够更好地相处。这样从宝宝一出生，你就能够帮助宝宝去感知这个世界，并且能使他充分信任你，使他能够继续感知世界的美好。例如，在宝宝焦躁不安的时候，如果你能够在宝宝身边及时安慰他，他就不会大哭大闹、大发脾气；宝宝也因此更容易接受安慰，因为宝宝知道，只要他稍有烦恼，你就会及时给予安慰。这样一来，你就教会了宝宝如何才能快乐，宝宝也会教你在什么情况下需要给予他提供及时的帮助。

另外，如果在宝宝出生后的最初几天，你能够随时给宝宝喂奶，以后再继续给宝宝喂奶的时候就会更容易、更顺利。首先，宝宝吮吸着柔软润滑的乳头，不断完善吮吸技能，同时还能够因为大量摄入初乳而增强抵抗疾病的能力。待到母乳能够源源不断地分泌时，宝宝吃奶的本领已经大大提高，他会更急切地吮吸，摄入更多的母乳营养，而同时你也能有效减少乳房充盈所带来的问题。

住院期间可以要求24小时母婴同室的服务。不要担心你会因此太过劳累，事实正好相反，不能随时照看宝宝才会给你带来更多的紧张和压力。大多数新妈妈只有当宝宝依偎在自己身边并看到宝宝欢喜开心时才能休息得更好。若从一开始就不让宝宝待在24小时灯光明亮和嘈杂喧闹的医院婴儿室，而是选择让宝宝与你在一起，可以让宝宝从一开始就能够逐渐适应你的睡眠规律，什么时候入睡，什么时候醒来。另外，选择母婴同室，你自己也有可能因为身旁有宝宝而得到护士更好的照料，因为有你在照顾宝宝，护士们就可以把全部的注意力和关心都放在你身上了。即使是剖宫产，你也应该和宝宝在一起，而在你需要帮助的时候，让宝宝的爸爸、奶奶或姥姥，或者偶尔的情况下让护士为你提供帮助。最好一开始就做好计划，让某个人自始至终都陪伴在你的身边为你提供帮助。

宝宝生命之初这些特别的日子不容错过，在这些日子里，你有太多的东西需要学习，需要细细地品味。住院期间，尽可能多和宝宝待在一起；出院回家时，你带回的将是一个快乐的小宝宝，而你已然成了一位自信的母亲。

母亲和宝宝如何开始交往至关重要。当一位母亲带出生刚两周的宝宝到我这里给宝宝做例行身体检查时，我通常很容易就能判断出这位母亲是否在产后住院期间要求了母婴同室服务。曾经母婴同室的妈妈会表现得更为自信，少一些忧虑。她看上去与自己的宝宝相处得更为融洽，能够更好地读懂宝宝传递的信息并做出更有效的回应。她的乳汁不仅来得快，而且也少有母乳问题出现。使宝宝一出生就知道自己的归属至关重要，而对于新生儿母亲同样重要的是：不要在出院的时候仍然使宝宝对你——自己的妈妈——感觉陌生。

——比尔

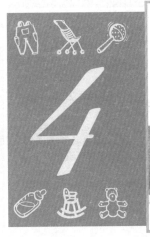
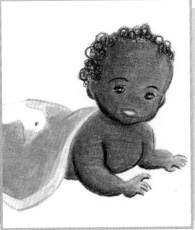

4

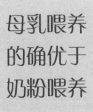

母乳喂养
的确优于
奶粉喂养

　　母乳喂养有很多好处，包括给宝宝提供全面的营养，增强宝宝的抗病能力，促进宝宝大脑的健康发育，有利于宝宝身体的长期健康发育，有益于宝宝的心理健康发育，等等。此外，母乳喂养还能够减少发生婴儿猝死综合征以及宝宝耳部感染（耳炎）的概率。

　　那么，该如何使以上这许多的好处具体体现在自己哺育宝宝的过程中呢？母乳喂养宝宝的好处真的会那么明显吗？

　　毋庸置疑，会的。母乳喂养宝宝的好处在很多方面都是显而易见的。

　　首先说一个最直接、最明显的好处——宝宝的体味。比起那些吃奶粉的宝宝，吃母乳的宝宝（包括那些容易吐奶或返奶的宝宝）身体散发的气味要好闻得多。如果你的衣服上渍上了宝宝嗝出的母乳，一两个小时后你的衣服可能会散发一点酸臭的味道，不过这点味道较之吃奶粉的宝宝吐出的奶粉的酸臭气味还是轻的，并且渍上的母乳容易洗掉；而奶粉渍却不容易洗掉，容易留下痕迹。另外，母乳比奶粉更容易被宝宝消化吸收，因而吃母乳的宝宝大便只散发一种奶酪似的气味，远不像吃奶粉的宝宝排的便便"臭不可闻"。如此一来，不仅是妈妈，就是爸爸为宝宝换尿布也不会那么不情愿了。

　　母乳喂养宝宝还有一个与科学无关的好处：可以随时给宝宝喂奶，因而安慰宝宝、使宝宝安静下来非常方便。尤其是在人多的场合，人们（几乎所有的人）都不喜欢婴儿哭闹，那么在宝宝哭闹的时候，当妈妈的你便可以很方便地使用你的"秘密武器"——喂宝宝吃奶，止住宝宝的哭闹。吮吸着妈妈的乳汁，宝宝很容易安抚，即使不饿也容易因此得到安慰。贴近妈妈温暖的怀抱，有节奏地吮吸着妈妈的乳汁，香甜的乳汁如细流不断，所有这一切，都使宝宝倍感舒适和安慰。母乳喂养宝宝，在宝宝哭闹的时候，你就不必再忙不迭地找来什么所谓的安抚奶嘴。还有，有时宝宝不停哭闹并不是想吃奶，而只是想让你抱他。宝宝想吃奶的时候会"告诉"你的。

　　另外，如果是母乳喂养宝宝，你不必担心宝宝会吃得过多、过饱。研究表明，宝宝有超凡的能力，可以运用自己独特的方式，完全自行"微调"母乳的摄入量。这种调节方式就是宝宝吮吸的节奏。如果宝宝吮吸乳汁只是为了得到安慰，他就不会用力吮吸到吃饱。因此，你唯一需要做的就是把乳头递到宝宝嘴里，然后就可以优哉游哉，闭目养神了。其实，母乳才是最为正宗的"方便食品"。

　　有些宝宝的确会因吃奶过多而嗝奶（返奶、吐奶）。若发现宝宝因吃奶过多而溢奶，你可以尝试用其他方式安慰宝宝。若宝宝坚持要吃奶，你可以一次只让他吮吸一个乳头，然后大约3小时之后再让他吮吸另一个乳头，在这两次"进餐"之间只让他吮吸先前那个"空"的乳头当成他的"零食"。

没有哪位妈妈愿意看到她的至爱宝宝着凉或感冒，但是宝宝得感冒或肠胃感冒是难免的。母乳对宝宝抵抗感冒有利。首先，母乳喂养的宝宝实际上不容易得病。较之吃奶粉的宝宝，吃母乳的宝宝很长时间之后才出现第一次的抽鼻子，而且即使患病，症状也要轻得多。可能其他家庭成员一个接一个都感染了肠胃感冒，而吃母乳的宝宝却能逃过这些感冒病毒的袭击。其次，若宝宝着凉而稍感身体不适，他会因此不断地要求吃奶，吮吸着妈妈的乳汁，他的不适感就会消失，甚至还可能有点精神振奋、手舞足蹈呢。事实上，看到自己的宝宝比别人的宝宝身体更健康，可以大大增强当妈妈的信心。要知道，只要看到自己的宝宝欢喜快乐，妈妈也就更容易放松和开心；而即使在宝宝不开心的时候，若妈妈有办法（比如给宝宝吃奶）使宝宝重获安慰，重新开心起来，那么这位妈妈在抚育宝宝的过程中也会越来越"有办法"，越来越自信。

除了上述母乳给宝宝带来的好处，母乳喂养对妈妈也有利。首先，母乳喂养有助于妈妈减肥，减掉怀孕期间增加的体重，从而不必为减肥而限制自己的饮食。其次，母乳喂养还有利于妈妈降低患乳腺癌的风险。另外，在宝宝出生后的6个月，只要你不间断地用母乳喂宝宝（即在这期间不使用安抚奶嘴，不混合喂养，也不让宝宝吃非流质食物），只要你月经还没来，这期间性生活所带来的怀孕风险将低于2%，避孕效果与各种人工避孕措施几近相同。

接下来要说的就是母乳对增强妈妈的育儿技能带来的益处了。国际母乳协会，一个致力于使母乳喂养更容易的组织，曾经有一个打印在信笺上的宣传口号："母乳喂养宝宝的妈妈才是好妈妈（Good mothering through breastfeeding）。"有些人曾经感觉这句话暗含着"用奶粉喂养宝宝的妈妈不是好妈妈"的意思，其实，这个宣传口号的本意不是这样的，其本意是：母乳喂养可以提高妈妈的育儿技能，是成为一个称职好妈妈的有效途径。

在母乳喂养宝宝的过程中，你的身体行为的产生是基于你的身体本能的。为使自己的身体产出宝宝所赖以保持生命健康活力的够用的乳汁，你必须能够识别宝宝发出的饥饿信号并做出有效回应。因此母乳喂养宝宝促使着你去真正了解自己的宝宝。宝宝刚出生时每天需要多次吃奶，一般为每天8次、10次或12次。而每一次喂宝宝母乳的过程，其实都是增强妈妈和宝宝之间交流、爱抚以及逗彼此开心的机会，妈妈和宝宝之间的亲密关系可以得到增强。当然，奶粉喂养也能够做到这些，只是相比较之下，喂母乳过程中这些亲密动作的发生都是自然的，是出于本能的。这就是做妈妈的本能，这种本能确保了妈妈真正关心自己的宝宝，确保了宝宝有真正关心和爱护自己的妈妈。

母乳喂养体现在身体本能层面上的好处不只局限于上述对宝宝的母乳供给。母乳喂养过程中妈妈与宝宝的肌肤亲密接触还可以有效缓解彼此之间的应激反应（压力反应）。更有意思的是，母乳喂养过程中你的身体会分泌两种激素——促乳素（催乳激素）和催产素，具有刺激乳腺、促进乳汁分泌的作用，这两种激素可以促使你对自己的宝宝产生美好的情感。促乳素还能够起到镇静的作用，有些动物还能借以调节育幼行为。催产素也能够使你对自己的宝宝产生美好的情感，帮助你和宝宝建立起亲子关系。除了能够提高人体情绪、促进人与人之间美好情感的产生，在男女性交以及孕妇分娩的时候，身体也都会分泌这种催产素。鉴于催产素在以上3种感情表现强烈的人际行为方面所起的作用，曾有位睿智的研究人员诙谐地称之为"爱的激素"。

喂奶的过程中，你会发现有一种放松的感觉弥漫全身。不过，分娩后最初的几天喂奶可能不会很轻松，因为这期间你和宝宝都在努力学习该怎么做。给宝宝喂奶之前，你要先坐下来，身体放松。喂宝宝的过程中你的压力得到缓解，甚至开始迷迷糊糊打起瞌睡来，这是分娩不久之后身心疲惫的你所需要的，虽然此时你可能并不情愿睡着。

　　母乳喂养宝宝是件快乐的事情，这种快乐体验不容错过。这一过程或许不会给你增加智慧和高深的学问，或许也不会促使你对人生的意义有深刻卓越的见解，但母乳喂养有助于你爱上自己的宝宝，同时也为自己感到骄傲和自豪。

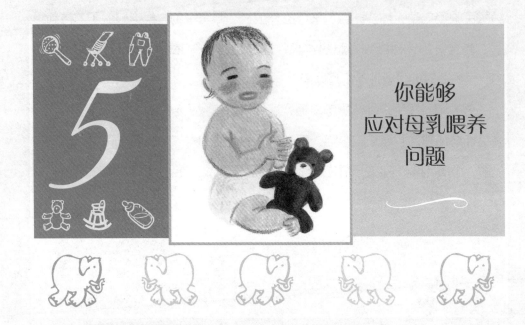

5 你能够
应对母乳喂养
问题

　　母乳喂养还真不容易！有些妈妈的奶水根本就不够（参照第21章的相关内容）。乳头不只感觉酸痛，那真叫一个疼！奶水向外渗，满身的奶味，感觉自己像头奶牛！有些宝宝吃奶跟小老虎似的——哎哟，弄痛妈妈了！——而有些宝宝根本不喜欢吃奶。以上这些关于母乳喂养的问题你都听别人抱怨过吗？你听别人说过母乳喂养还有令人沮丧的一面吗？

　　对于有些新妈妈，母乳喂养过程中的确出现过上述问题，不过，这些问题都是可以避免或解决的。例如，乳头疼痛不是不可避免的，你完全不必去刻意忍受。只有当宝宝咬住乳头的位置不对时，乳头才会感觉疼痛。乳头应该到达宝宝口腔最里面（口腔的后半部位），这样宝宝就不会咬伤乳头，乳头也就不会痛了。如果乳头（包括向上的乳晕以及更向上的乳房部位）没有完全被宝宝的口腔含住或裹住，乳头就会处在宝宝口腔的前端（前半部位），会被宝宝的上下颚和舌头夹住，随着上下颚和舌头的咬动，乳头娇嫩的皮肤就可能因被咬伤而疼痛。有些宝宝一开始含住妈妈乳头吃奶的姿势就很专业，而大多数宝宝则需要一些指导才能正确地含住乳头。作为妈妈，你的第一项任务就是教会宝宝正确地含住乳头，以及正确的吮吸动作，从而避免乳头受伤疼痛。如果你看到本书的这一节内容时，乳头已经不幸受伤了，那么你该参照下面的相关内容，以便使你受伤的乳头尽快痊愈。

其实母乳喂养宝宝并不难，但也不是一学就会、十分容易。在宝宝刚出生的几天，你要学习怎样给宝宝喂奶，宝宝也要学习怎样正确地吃奶。宝宝学会正确含住乳头的方法，之后再吃奶时就是很自然的事情，可以"不假思索"了。不过，即使宝宝已经学会了吃奶的正确方式，一开始的时候你也要时刻注意宝宝吃奶时的动作和姿势，不要任由宝宝随意地咬住乳头，尤其注意不要让宝宝咬伤你的乳头。母乳喂养不应该是一个忍受疼痛的过程。

下面介绍一种让宝宝正确吃奶的简单方法。

首先，你自己的身体姿势要舒适。你可以先坐在一把两边带扶手的椅子上，将双脚踏在一个脚凳（或一摞书）上以抬高膝盖和大腿，这样的身体姿势给宝宝喂奶通常最容易进行。在抱住宝宝的那只胳膊的胳膊肘和大腿之间放一个枕头，用另一只胳膊和手将宝宝托起到你肚脐以上的位置。因为下面有枕头垫着，所以你可以放松身体，不必再为抱着宝宝而费力。

用抱着宝宝的那只胳膊的臂弯似摇篮一般托住宝宝的身体，宝宝的后脖颈枕在你的臂弯里，手托住宝宝的臀部，使宝宝的面部、腹部和膝盖都朝向你，在枕头的支撑下，将宝宝抱在怀里。这种抱宝宝的姿势被称作"摇篮式"。宝宝的头部和颈部需要保持挺直并在一条线上，避免使宝宝头部侧弯，也不要后仰。因为有了枕头的支撑，你的胳膊便不必再用力，否则胳膊会劳累酸痛下沉，宝宝的身体也就会跟着下沉，结果会导致宝宝的嘴咬住乳头向下拉，乳头滑到宝宝口腔的前端，从而可能导致乳头被咬伤而疼痛。

如果因宝宝的手在他的脸上舞动而不容易将乳头送入他的口中，你可以将他处于身体下端的那只胳膊夹在他的身体和因乳头溢奶而黏黏的你的胸口（看，乳头溢奶也是有好处的）之间，用你托住宝宝臀部的那只手的拇指将宝宝处于身体上端的那只胳膊压住，不抱宝宝的那只手拇指在上、其他手指在下，托住宝宝将要吮吸的乳房，托住的位置应位于乳晕下围。

然后就到了最为关键的一步，即准确地将乳头送入宝宝口中，方法是：从乳房中挤一点乳汁出来，或者在乳头上抹一点牛奶，以此吸引宝宝的注意力。用乳头轻触宝宝的嘴唇，促使宝宝张大嘴巴，如同打哈欠时一样。趁着宝宝张大嘴巴之机，将乳头送入宝宝口腔中央的位置，然后用抱住宝宝的那只胳膊迅速将他向你的胸前抱紧，以促使宝宝将你的乳头（包含直径至少2.5厘米的乳晕区域）满含在嘴里。宝宝含住乳晕部位很关键，因为储存乳汁的乳窦就分布在乳头根部的乳晕皮下，宝宝必须用牙龈挤压这些乳窦，才能够使乳汁流出；只吮吸乳头是吃不到很多奶的，并且还会导致你的乳头非常疼痛。

宝宝在吃奶的时候需保持两嘴唇向外撇起，可以让护士给你做个示范：将下嘴唇向下拉，将上嘴唇向上翻，呈"鱼儿张嘴"状。宝宝的鼻尖需触碰到你的胸部，这样可以保证宝宝在吃奶的时候仍然能够通过鼻孔的两侧缝隙正常呼吸。如果发现宝宝的鼻孔挤压在你的胸部而呼吸受阻，你只需将宝宝的臀部向你的胸前抱紧一点，稍稍改变一下宝宝的身体姿势就能将问题解决。宝宝吃奶的过程中，你能够看到宝宝从嘴直至耳根的整个区域都在动，这是因为宝宝的上下颚为吮吸乳汁而牵动着这一区域的肌肉在动。此外，你还能够听到宝宝吞咽乳汁的咕噜声。

至此，你会不会觉得以上母乳喂养宝宝的过程听起来很复杂？你会不会很紧张，想要有一个人根据上述步骤指导你给宝宝喂奶？不要紧张，要放松。母乳喂养实际操作起来很简单，并不像听上去那么复杂。如果第一次喂母乳的过程不成功（你能判断得出来不成功，因为你的乳头感觉到了疼痛），你可以试第二次嘛。首先将你的一根手指通过宝宝的上下牙龈缝隙塞进宝宝嘴里，以撑开宝宝的上下颚，迫使宝宝停止吮吸，将乳头从宝宝嘴里抽出。你和宝宝可能需要尝试好几次才能最终学会正确操作，这很正常。何不把这一尝试过程看成是一次很好的练习过程，看成是为以后培养愉快幸福的亲子关系所做的一次投资呢？母乳喂养过程中你自己要尽量保持镇定和放松，可以听一些轻音乐，并且让自己意识到完全没必要着急完成这一过程。在尝试的过程中如果宝宝出现烦躁情绪，先暂停一会儿，安慰一下宝宝，然后再继续学习以正确的方式给宝宝喂奶。如果你自己在这一过程中感觉沮丧泄气，多做几次深呼吸，并且提醒自己，你是宝宝的妈妈，即使此时打不起精神也要坚持履行指导宝宝正确吃奶的职责。在宝宝学习吃奶的过程中，他也是第一次体验妈妈既充满爱又坚持原则的指导风格。

我之所以在本节收入了有关宝宝如何正确满含乳头的内容，是因为它是母乳喂养宝宝过程的一个良好开端；而有这样一个良好的开端是非常重要的。只要你此时能够认真教会宝宝正确的吃奶姿势和含乳头的方式，在以后母乳喂养宝宝的日子里，就能够避免相关问题的出现，避免因出现这些问题而导致母乳喂养过程中的不愉快。如果母乳喂养的过程实在不太顺利，你可以在这一过程的最初几天向哺乳专家咨询建议。为确保母乳喂养过程进展顺利，即使你并不担心宝宝的健康，即使宝宝在出生后的2~3天已经做过全面体检，在出院后的42天你也要带宝宝去看保健医生，再次让医生检查宝宝的健康状况。

作为新手母亲，母乳喂养过程中你会得到其他人给予的各种各样、许许多多的建议，其中有些建议有用，而有些建议却会误导你早早地给宝宝断奶，甚至你之前并没有意识到这是一个误导。为了能够分辨哪些建议有利、哪些建议有弊，你要尽你所能提前学习有关母乳喂养的知识；母乳喂养过程中若遇到问题，一定要向哺乳专家或保健医生咨询建议。记住，大多数母乳喂养过程中出现的问题都是能够解决的。

　　有些母亲不给宝宝吃母乳，或者有些没有能够克服初期出现的困难而放弃了母乳喂养，原因可能是她们并不完全相信母乳喂养有许多益处，并不认为母乳喂养宝宝很重要。作为孩子的父亲，同时作为儿科医生，根据几十年照顾孩子和诊治儿童的经验，我可以切切实实地告诉你，母乳喂养确实很重要。

　　看看宝宝的每一个身体器官，看看以下这些人类的乳汁对人类的宝宝的益处吧：母乳更有利于促进宝宝的视觉和听觉健康发育；吃母乳的宝宝患耳部感染的风险较小；母乳在生理特征上与宝宝的心血管系统和肾脏发育更为相容；母乳能够增强宝宝肠胃的免疫力；母乳对促进胆固醇代谢最为理想。除了以上益处之外，母乳还具有一项非常重要的功能，那就是：母乳能够增强宝宝智力发育。

　　作为儿科专业医生，我希望新手妈妈们都能够充分认识到母乳喂养的益处，从而能够重视母乳喂养；希望你们不要把母乳喂养仅仅当成一种可选可不选的喂养方式，不要漠视母乳喂养的诸多益处。

——比尔

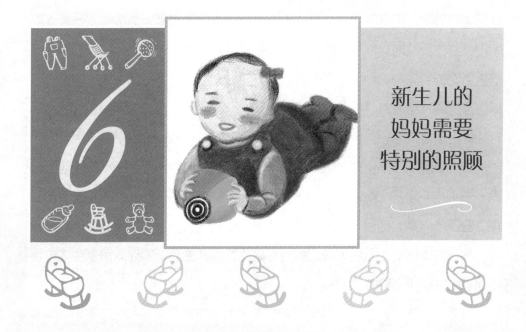

6

新生儿的
妈妈需要
特别的照顾

全世界的人类聚居区都有照顾新生儿母亲的特定方式：待在特别的地方；食用特别为她们准备的食物以及避免食用某些食物；规定她们什么时候能够下床活动、什么时候能够出门到外面去、什么时候重新回到田里干活或回到单位上班……虽然以上这些风俗习惯只适用于不同的生活区域和文化风俗环境，但是所有这些规定都源于人们的一个共识，那就是：新生儿母亲需要得到特别的照顾。

照顾好新生儿母亲是非常明智的做法。我们这些21世纪的、思想解放的、见多识广的、见识深刻的、聪明能干的女性们尤其要认识到这一点。但我们中的很多人却愿意相信，我们应该学习我们的身体健壮、体力充沛的农民祖先们，孕妇挺着大肚子锄着地，突然身体阵痛，受不了了，要临产了，于是赶紧从田里回到家，产下宝宝，充分休息之后，再次回到田里，继续锄完分娩阵痛前没锄完的那垄地！你若这样想，那就是昏了头，大错特错了。事实上，我们这些务农的祖先孕妇们也不可能这么对待自己，不可能是这么生孩子以及对待新生宝宝的，当然21世纪的孕妇们就更不能这么做！21世纪的妈妈和宝宝从一开始就应该得到更好的照顾，以一个良好的开端共同开始新的生活。

作为新生儿的妈妈，你能为宝宝做得最好的一件事情便是照顾好他的妈妈——你自己。不要对此不以为然，因为你正在经历的是一段压力很大的时期，在这一时期，你首先应该有好的饮食，得到好的休息，不被打扰，享受安静，然后才能够更加从容地应对即将开始的这段新生活，应对这段新生活中将要出现的各种变化和挑战。

在这一时期，新生儿母亲所遇到的最大困难可能是睡眠和休息不足。新生宝宝根本不晓得大人们还需要睡觉！他会一直醒着，直到半夜才睡；他还要再醒来吃两次奶，然后第二天白天一整天似乎都在睡。而且，宝宝今天的睡眠又和昨天的不同，根本就没规律。原本大人们习惯的是晚上11点睡、早晨7点起，现在倒好，因为宝宝，睡眠时间完全改变了。

此外，在这之前的分娩过程中，你可能就已经感觉睡眠不足了。首先，如果分娩过程持续了整个晚上，或者开始分娩之前你总共就没睡几个小时，此时的你感觉尤其糟糕。然后，因为宝宝刚刚出生，你可能精神极度兴奋，根本无法入睡，不过兴奋过后，你就会连连打着哈欠，沉睡过去！这都还不算，更为不幸的是，医院可能还要例行许多"公事"，扰得你不得休息。经历了以上这一切，结果就是，出院回家后你身心俱疲。

明智的妈妈很快就能学会随时找机会打瞌睡休息。宝宝在出生之后通常要先睡上一两个小时，此时是你让自己休息一下的第一个时机。出院回家之后，你要利用好宝宝白天睡眠的时间一同睡觉休息。平躺在床上，放松身心，让小宝宝依偎在你的身边，或者可以使他卧在你的怀里。与小宝贝一起享受如此安宁的时刻实在是一件极其美妙的事情。这小家伙刚刚出生，不久前还在你的体内，你躺下睡觉的时候，他用小脚踢着你，就是不让你睡（参照第10章，详细了解一下宝宝睡在身边时需要注意的安全事项，防止危险发生）。有了白天这额外的一两个小时的睡眠，宝宝半夜醒来的时候，你就能够更有耐心地照顾他。即使只打个20分钟的小盹，也能够使你摆脱前一天晚上的疲惫状态，重新打起精神。这样的小憩其实是妈妈在抚育宝宝期间很暗自享受的事情；以后你就会发现，即使宝宝长大了，不需要在白天小睡了，你仍然很怀念那些曾经能够打盹的幸福时刻。

　　在抚育宝宝的最初几周，你要尽量使自己放松。不需要梳妆打扮、穿正式的衣服；简单洗个澡，然后穿件干净、舒适、宽松的外衣就可以，既便于喂奶，又便于在家里和周围闲逛。而需要出门上街走走时，也只需穿件较为休闲的衣服即可。这样的"穿衣风格"是在提醒你自己，也是在提醒其他人，你的职责就是照顾宝宝，其他什么都不需要做！找个地方舒适地坐下，两腿搭在高处，读本好书。不要有太多的客人来，即使来了，也不要让他们逗留太长时间。

　　不过，在宝宝出生之后的日子里，你和家人的确需要有个人光临你家，来替你干家务活。如果你家能够雇得起人，那就雇个人（或者雇几个人）来帮忙洗衣、做饭、打扫房间、上街跑腿或者帮忙照看家里其他年幼的孩子。这样做远比花钱请月嫂要明智。照顾宝宝的必须是你本人，而不是某个穿着笔挺工作服的月嫂，这所谓的"育儿专家"跟你的宝宝没有任何的关系，那么何来真正的关心和照顾？

　　另外，亲朋好友、宝宝的奶奶或姥姥以及其他家庭成员也都可以帮你做家务，从而使你能够腾出时间和精力专心照顾宝宝。再有，你必须告诉这些来帮忙的人，你都需要什么，他们需要具体为你做哪些事情。你必须告诉他们，他们的任务是来帮助你——宝宝的妈妈。他们可以为你洗衣做饭，为你打扫房间，为你上街买菜购物，等等。首先你要练习说："把饭给我端过来好吗？""可不可以把那一堆洗好的衣服帮我叠一下收起来？"然后在随便有个人过来问"我需要帮你做点什么"的时候，你就可以很自然地请他帮忙做以上事情而不必难为情。作为新生儿妈妈，你有权利怀抱宝宝闲坐着，而让其他所有的人都为你忙这忙那，为你操持家务。最后不要忘了，宝宝的爸爸也需要特别的照顾和休息，你要劝说宝宝的爸爸——你的丈夫——尽量少上班，少干活，多休息。如果可以，请亲朋好友来帮忙，这样宝宝的爸爸就可以不必承担所有的家务了。

每天一定要留一些时间给自己：将整个身体长时间放松，或者长时间尽情地淋浴；好好梳理一下头发；找件又舒适又好看的衣服穿上。不过，在刚生完宝宝的最初几周，这又谈何容易！那么穿件颜色鲜艳的运动衫如何？或者穿条不带脚的彩色丝袜，上面印有你喜欢的大大的图案；找一部自己喜欢的电影，边喂奶边看；叫自己最喜欢吃的外卖尽情地享用。

那么，被人如此无微不至地照顾着、"纵容"着，你会不会感觉到难为情？大可不必。只要好好放松，并且尽情享受就可以了。要知道，你并不是在为自己做这些事情，而是身为宝宝的妈妈在做这些事情，也就等于是在为宝宝做这些事情。

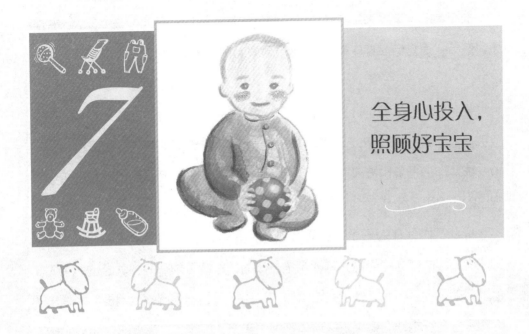

7 全身心投入，照顾好宝宝

在你还没有孩子之前，你是否曾花时间和刚当上妈妈的朋友在一起？你是否仍然记得她们张口闭口都在说自己的宝宝？你是否曾经为此感到困惑，这么一个小东西，只会吃了睡、睡了吃，只会哭闹、发脾气，他怎么就能够完全虏获爸爸妈妈的心，完全占据爸爸妈妈的生活？

现在你知道了吧！

对于刚刚当上了妈妈的你来说，哺乳实在是一项令人时而开心、时而揪心、极其耗费时间和精力的工作，工作强度之大可想而知。所以，至少短时间内，你必须投入全部的时间和精力，全力以赴照顾好宝宝。你需要不停地学习，需要24小时坚守在这一"工作岗位"上。为了宝宝的身心健康和快乐成长，你愿意竭尽全力为宝宝做任何该做的事情。一切都需要你亲力亲为，任务尤显艰巨，而且与实现任何远大的目标或梦想一样，你需要全身心投入，全力以赴。

另外，初为人母的你还必须进行情感上的调节和适应，这也不容易。你对宝宝有最为强烈的情感，但是这种情感可能又与你想象和期待的母爱的感觉不太一样。你的形象也被改变，你现在所经历的各种变化都有可能颠覆你曾经对自己的认识和了解。

你的情感现在为何表现得如此强烈？首先，这个宝宝曾经"定居"在你的体内，因此你可能仍然感觉你们是一体的，是合二为一的，就像是一个人。所以，如果宝宝伤心，你也会跟着伤心，这不只是出于同情或沮丧，而是出于你和宝宝情感相通。如果宝宝身体紧张而蜷缩，你也会跟着紧张，全身肌肉收紧。如果宝宝吃奶有困难或者生病了，你也会感同身受，紧张难过。总之，只要宝宝有任何不适，你就会跟着难受和不舒服。与你相比，其实宝宝对与你一体的感觉更为强烈，直到几个月以后，他才会逐渐意识到他与你是分离的个体，有自己独立的生命和生活。

你和宝宝之间正确关系的建立，以及你在初为人母时要进行的情感调节和适应，还取决于你在刚刚出生时你的母亲对待你的方式。如果你在婴幼儿时期经历的是恐惧、沮丧、遗忘或无助，那么你曾经的这些感受会增强你对自己宝宝的同情和怜悯，并导致你很难认清自己现在的成年人身份，很难意识到自己已经是一位有责任的母亲，而不再是那个曾经受苦的婴儿。

为认清问题，更好地照顾宝宝，你需要了解自己在婴幼儿时期的需求是否得到过满足。如果你在哭闹的时候母亲不曾赶快过来安慰你，或者你母亲经常是任由你独自伤心哭泣而不加理睬，或者即使过来安慰你，她也是表现得很心不在焉、没有爱意甚至是喜怒无常，那么现在你在自己的宝宝需要安慰的时候就会表现得情感强烈。而这种强烈的情感可能会导致你"关闭"自己的直觉和本能，因而无法对宝宝的需要做出快速、准确、自然而亲切的回应，或者你会回应得过于猛烈，不顾一切地想要避免宝宝感受到任何的恐惧和无助。如果你能够意识到自己心里的这种感觉，你就能认识到，在如此细心周到地哺育着自己宝宝的同时，其实你也是在以同样的方式哺育着自己内心深处的那个曾经被吓坏的还是婴儿的你。意识到这一点有助于你弄明白自己的许多强烈情感的发生到底是怎么回事，例如，当你似乎无法安慰自己宝宝时所产生的内疚感，以及你在自己的需要被人置之不理的时候所表现出来的极度沮丧或愤怒。

生活中还会有许多其他的压力使你无法全身心投入地照顾好宝宝，其中可能包括：婚姻出现问题、母亲或者婆婆对你的挑剔、家庭收入紧张、事业不顺心、搬家或者房屋需要做重大修缮或改建，等等。所有这些事情都可能扰乱你内心的平静，影响你照顾宝宝的心情。如果因为某种原因你的自我感觉不好，那么你也就很难对宝宝产生美好的情感。这种情况下你要给自己至少很短的一段时间，尽量抛却以上这些困难和忧虑，将心思和精力转回到照顾宝宝上来。

这个阶段，即使是每天日常的事情，你也会感觉太分散你照顾宝宝的精力。这就是为什么新生儿母亲需要得到特别照顾的原因。在你投入所有的精力照顾宝宝、与宝宝建立起亲密关系以及学习承担起作为母亲的职责的时候，你可能没有多余的精力来操心卧室家具上落满的灰尘，更不会有心思去担心什么七大姑八大姨，还有某位邻居大妈对你照顾宝宝的方式是否有看法！

不管是雇来帮忙的，还是你的某位家庭成员，或者是你的亲朋好友、你的丈夫，总之，总要有个人给你特别的照顾，以便使你有足够的精力照顾好宝宝。一定要让来帮忙的人（比如宝宝的奶奶或姥姥）提前知道，一定要对她说明白，她的任务是来帮助你做家务，而你的任务是照顾好宝宝。我经常听说有这样的人，她到你家来，住上两个星期，不仅希望你来招待她，甚至还看什么都不顺眼，左右地挑剔。因此，细心照顾你还包括一项内容，那就是为你解围，打发走那些制造紧张气氛的人，这项工作由关心体贴你的丈夫来做会特别适合。

宝宝刚刚出生，他现在极其需要你，需要你给他安慰，需要你与他交流。你有宝宝所熟悉的声音、体味、动作节奏，还有他所需要的香甜的乳汁，他需要所有这一切给他带来安全感，因此没有人，包括你的丈夫——宝宝的爸爸，能够完全替代你来照顾宝宝。你照顾宝宝的职责范围一开始会看起来大得惊人。即使睡觉的时候，你也在听着宝宝的动静。而醒来的时候，你会把宝宝时刻搂在怀里，其中大多数时间是在喂奶。那么，此前在你的生活中是否有过什么经历，使你对这种每天24小时的召唤做好了准备？事实是，即便是最具挑战、最高回报的工作，也无法使你从中得到锻炼，以准备好迎接现在的这种有人完完全全依赖你生活的如此高负荷工作的挑战。

有时你可能感觉需要有点自己的时间，不用照顾宝宝，喘口气，重新恢复内心的平静。我完全赞成新生儿母亲有这样的"暂停时间"，趁机短暂地散散步或者洗个澡，由其他人先帮你抱着宝宝。不过，这些暂停时间一定要短，只要能够容你振作一下精神、镇定一下情绪就够了。在产后的最初几个月，你要大多数时间都和宝宝在一起，使宝宝亲近你，因为宝宝是你最大的安慰，只要有宝宝在，你的疑虑和担心就都会消失。通过每一次给宝宝喂奶、安慰他、拥抱他，或者和他一起打盹，你都在增强自己的育儿技能，进一步巩固你和宝宝之间的亲密关系。你不断地学习解读宝宝发出的各种信号，感受着宝宝柔滑的肌肤，看着宝宝娴熟地吮吸着你的乳汁，看到宝宝睡着时心满意足的表情，你就会更加确信，你了解自己的宝宝，你能读懂他。

通过亲自照顾宝宝，你能够了解到哪些事情你需要你为宝宝做，而哪些事情他可以自己做，你当然不愿意错过这样的与宝宝形成默契的机会。你也确实想要由此成为宝宝最信赖的人，你要使宝宝相信，只要有你在，他就能够把饥饿赶走；在他还不能确定自己身处宇宙哪个方位的时候，你会温柔地伸出双臂，给予他的小身体最有力的支撑。随着你能够越来越熟练、越来越有经验地读懂宝宝发出的信息，有办法帮助他调整情绪，安慰他，在宝宝烦躁哭闹的时候，你就不会再紧张慌乱，甚至抓狂。确信自己有办法使宝宝停止哭闹，你也就不会常常感到自己多么无助和无计可施。

在宝宝出生后的最初几个星期，你要全身心投入地照顾好宝宝，由此你

在充满热情地满足宝宝各种需要的同时，许多妈妈却经常忽略了自己的需要。玛莎，我的妻子，已是8个孩子的母亲，很有照顾孩子的经验，却也内疚于曾经为宝宝们付出过多。事实上，最用心的妈妈也最容易被累垮。因为照顾宝宝太过用心，结果却被这用心累坏。作为关心体贴玛莎的丈夫，作为关爱孩子的父亲，在玛莎抱怨"宝宝太需要我了，我甚至没有时间洗个澡"的时候，我会试着打断她，温柔地对她说："玛莎，亲爱的，我们的宝宝所需要的是一位有精神、很快乐的妈妈。"妈妈所能给予宝宝的一件最为重要的礼物，是让宝宝看到一张快乐的脸。如果你紧张忙乱、筋疲力尽、面容憔悴，不注意满足自己的需要，宝宝就会看不到你的快乐，宝宝和其他家里人也都会因此而不快乐。**我一直在不断地提醒玛莎，要首先照顾好自己，然后才能照顾好宝宝。**

——比尔

会教会宝宝信任你，由此你也能够发现，作为宝宝的妈妈，你可以相信自己。坚持在这几个星期里全力以赴照顾宝宝，也会使你在未来的几个月照顾起宝宝来更容易，因为你亲自经历了这最初的、一切都与以前大不相同的、全新的几个星期，并且这期间精力高度集中，一切亲力亲为，而不是让别人代替你照顾宝宝，自己却分心去忙活远不如这重要的其他事情。至此，你对宝宝的了解已经很多，你也充分了解了作为宝宝妈妈的自己。有了这最初几个星期的辛苦忙碌，以后再照顾起逐渐长大的宝宝来，一切就会显得轻松自如、得心应手了。

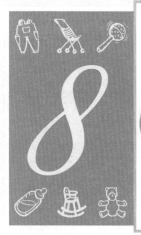
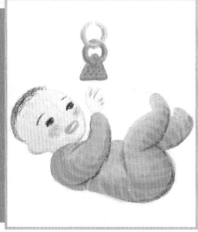

宝宝哭泣的时候需要你的安慰

　　宝宝的哭声是他的语言，是他借以向你传递信息的最直接、最急迫的方式。如果宝宝大喊"妈妈快来帮帮我"，你会不会马上跑到他身边？宝宝的哭声同样是在召唤你马上到他身边去。虽然你不能够马上止住他的哭声，但可以继续安慰他，使他逐渐平静下来，不再哭得那么剧烈、那么伤心。

　　如果你和大多数妈妈没有什么不同，那么你一听到宝宝的哭声就会受不了。这是理所当然的，因为宝宝的哭声是那般急迫，促使你"一定得想想办法"安慰他，而且最好是马上。通常情况下，你只需将他抱起来，抱着他来回踱踱步，和他说说话或者哼歌给他听，或者轻轻抚摸他的后背，他就会很快安静下来。另外，给宝宝吃奶也管用。许多妈妈本能地知道只要将宝宝抱起来，给他吃奶，他就会满足，因此一听到宝宝哭，她们就会这样做，从而避免宝宝继续哭闹（参照第9章）。

虽然宝宝哭闹需要妈妈的安慰，但是有一点很重要，一定要记住，宝宝并不是因为你的缘故而哭闹，你有责任止住宝宝的哭声。宝宝哭闹是因为他自身的需要以及个性使然。即使是在被抱着的时候，有些宝宝较之其他宝宝会哭得厉害、哭得频繁一些。当然，经常抱抱宝宝可能会减少他哭闹的次数，否则他可能会哭得更频繁、更厉害。宝宝如此哭闹不是因为父母毫无办法安慰他，而是因为他在以这样的方式保持与父母的亲密接触。记住了这一点，你就能够在宝宝哭闹的时候保持镇定。不过，虽然宝宝哭闹不是你的错，你却有责任安慰他、帮助他，直到他感觉好起来。

此外，如果宝宝被抱起之后或给他吃奶时还继续哭闹，你就需要再认真找找宝宝不停哭闹的原因了。你首先应该带孩子去医院检查一下，孩子的哭闹可能跟某些疾病有关，其中一种疾病是胃食管反流病（指胃及十二指肠内容物反流入食管引起胃灼热等症状，可引起反流性食管炎以及咽喉、气管等食管以外的组织损伤）；另一种则是对母乳过敏，源于妈妈的饮食问题。我的第6个宝宝两周大的时候，就曾经哭闹不止，不愿意吃奶，并且看上去明显很苦恼。对此，我一直建议新手妈妈们的饮食中不要有乳制品，否则会导致宝宝吃奶时哭闹。没想到，现在该我从自己的饮食中去除那些乳制品了。看到宝宝腹部气鼓鼓地充满了胃肠气，很是痛苦，于是我更进一步，选择了"穴居人的饮食"（参照"妈妈篇"的最后部分），不到两天，宝宝就不再哭闹了。

在宝宝出生后的最初几个月，快速回应宝宝的哭闹非常重要。宝宝哭闹时你去关心他，宝宝就会了解一些事情，而了解这些事情对宝宝的健康发育非常重要。当你能够对宝宝的哭闹迅速做出回应，宝宝就会因此感受到他对你很重要，他的抱怨你会关心。他会意识到自己所居住的家是一个充满爱的地方，这里的人都能使他感觉很好。在你安慰宝宝使他安静下来的时候，他会因此发现在自己忧伤的时候一定会有人给他安慰。意识到以上这些，宝宝内心的焦虑就会减少，他就会养成良好的习惯，在大部分时间里感到内心宁静。

在宝宝出生后的最初几天，如果你能够迅速有效地回应宝宝的哭闹（"**敏捷回应型**"**育儿方式**），那么在接下来的一两个月，宝宝哭闹的次数很可能会明显减少，这无疑会使你受益良多，因为给一个快乐的宝宝当妈妈会容易很多。迅速有效地回应宝宝的哭闹，还能够避免宝宝因得不到回应而抓狂，一发不可收拾；迅速有效地回应宝宝的哭闹，通常可以很容易使宝宝恢复到平静的状态；而如果等到宝宝的哭闹升级为号啕大哭时才赶到他身边，那么你就必须花费更多的时间来安慰宝宝。他会非常生气，全身颤抖，即使不再大声哭闹，也可能会继续抽泣很长时间。另外，宝宝如此毫无必要、声嘶力竭的大哭也会令你感觉神经紧张、心烦意乱，甚至很内疚——当宝宝瞪着两只小眼睛那么无助地看着你的时候，你没办法不产生这样的感觉。虽然一开始你因不管宝宝最初的哭闹而节省了一些时间，但所有这些节省出来的时间都将会被接下来因安慰宝宝也安慰自己所花费的时间抵消殆尽。

宝宝哭闹时若能够得到妈妈及时的回应，他就会因此意识到，只要稍稍表现得烦躁一点，妈妈就会来安慰他、帮助他。那么，这是否意味着宝宝会因此而被惯坏了？根本不会。这只会表明宝宝正在学习巧妙地发出一些信号，以使自己的需要得到满足。很快，妈妈就会充分了解宝宝的这些需要，在宝宝还没有来得及表现烦躁的情况下，就已经来到宝宝身边。例如，妈妈了解到宝宝刚睡醒时喜欢被抱起来，那么一旦听到宝宝醒来就会立刻来到宝宝身边将他抱起。如此一来，宝宝就会充分信任妈妈，相信自己小睡醒来之后妈妈很快就会到身边，就不会有时间产生恐惧感了。妈妈和宝宝看到彼此之间如此默契，都会因此感觉心情愉悦。

相比之下，如果在宝宝大声哭闹之后才将他抱起来，宝宝因此会有不同的理解。首先他了解到，除非大声哭闹，否则不会有人来安慰他，因此在需要妈妈出现的时候，为避免浪费时间，他就会"省略"小声哭泣这样的"开场白"，他会直接放声大哭！而如果宝宝在一次又一次哭闹之后仍没有人来安慰他，他可能最终学会不再哭闹。他这样停止继续给父母发信号的原因是，他已经学会放弃了，他已经了解到哭闹于他没有任何益处；他的内心会因此很不好受，同时他也学会了不再信任自己的父母。看到宝宝自娱自乐地独自玩耍，妈妈可能也会很高兴、很庆幸，只是，此时妈妈和宝宝对彼此的感觉仿佛邻里之间或熟人之间既熟悉又陌生，而不再是母子之间互相关切对方内心感受的那种真爱和深刻的情感。

在宝宝刚刚出生，你还根本不了解他的时候，一旦看到他哭闹，不要费心思去想什么时候抱起他最为合适，这只能徒耗精力；你要直接抱起他，尝试各种办法安慰他，直至最后找到能够安慰宝宝的办法。与一下子就找到某种有效安慰宝宝的办法相比，宝宝哭闹时迅速给他回应会更有意义。宝宝哭闹通常有很多原因，第一可能是饿了，第二可能是感觉无聊或厌倦，第三可能是感觉太热或太冷，等等。有些宝宝讨厌尿布湿湿的感觉，而有些宝宝似乎感觉不到或者不以为然。

大多数情况下，安慰宝宝的办法在于你，宝宝需要的是你这个人，而不是干净的尿布、漂亮别致的风铃、感觉舒适的摇篮或者摇摇车。市场上可以买到那么多种供宝宝躺卧的便利用具，你会因此而忘记了其实宝宝感觉最为自然、最为安全和舒适的地方应该是你的怀抱。大多数宝宝都不喜欢很长时间躺着，如果你的宝宝只要大部分时间抱着就不会哭闹，那么你就应该这么做（关于用背巾"背宝宝"的内容，稍后就会谈到）。

以上听起来很容易，但是新生儿妈妈通常会担心立刻回应宝宝哭闹是否是一种正确的做法，会感觉自己仿佛被宝宝控制着，会担心在以后的岁月中这会成为宝宝的一个坏习惯。那么，如果你在宝宝只是感觉无聊、厌倦或者孤单的时候都会去安慰他，难道在看到宝宝哭闹的时候反而不准备回应吗？当然要回应。你一定要记住，宝宝的哭声是他的语言，而你也希望能够与宝宝交流。当你迅速回应宝宝哭闹的时候，实际上你是在鼓励宝宝和你"说话"、与你亲近、在感觉不适的时候寻求你的安慰。你会希望宝宝愿意与人交流。试想一下，不管是在宝宝年幼的时候还是长大以后，愿意和能够与人交流是多么重要的一种能力。一段时间过后，除了哭闹，宝宝定会找到其他吸引你注意力的办法，而如果你在宝宝以哭闹的方式付出努力与你交流时能够及时给予鼓励，他就会更容易寻找到其他更多、更好的办法与你交流。

最后要说的是，宝宝哭闹时，不要以为你只是在为了防止他打扰到别人而必须想办法使他停止哭闹；一定要找到宝宝哭闹的具体原因并做出有效回应，这样，你和宝宝之间就能够逐渐培养起一种健康的母子交流方式。另外，宝宝哭闹时如果你能够找到某种有效的办法安慰他，你的心情也会很好。

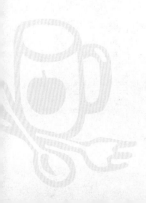

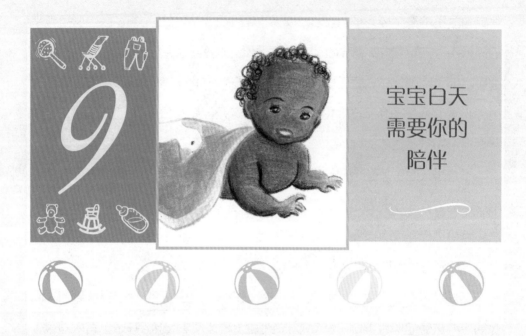

宝宝白天需要你的陪伴

宝宝会越来越想让你抱着，他这样是有理由的，而且是好的理由。你可能也有理由想要把他放下来：因为你需要腾出手来做其他事情；或者因为你的胳膊累了，没劲儿了。这样一来，你的需要和宝宝的需要之间不就开始产生矛盾了吗？

你会抱怨："总得抱着宝宝，我怎么还能腾出手做点其他事情？"其实，你可以试着把宝宝背在身上，这是一个屡试不爽、能够融入各种文化环境，并且又实用、又好玩的解决问题的好办法。"背宝宝"的方法是：使用一个背巾（或称"吊兜"），或者其他方便背宝宝的工具（比如背篓），把宝宝背在身上。"背宝宝"是一个非常古老的传统，全世界的妇女都会"背宝宝"。我主张随时背着宝宝，不是出门散步、去公园或上街购物的时候才背上宝宝，而是在任何时间、任何地点，不管是出门还是在家，都背着宝宝。每天几个小时将宝宝背在身上，你会非常高兴看到这样做的结果。有一项研究表明，这样每天被背上几个小时的宝宝较之其他宝宝，哭闹的次数会减少43%。随时背着宝宝会使宝宝开心，大多数妈妈不必动脑筋琢磨就知道这一点。

被妈妈背在身上的宝宝会表现得很安静，因为他能够随时了解到周围在发生什么事情，能够听到妈妈的说话声，能够感觉到妈妈的身体活动。这样感觉着与妈妈的亲近，他烦躁的时间就会减少，而更多时间就会表现得从容、安静、机灵，对身边发生的事情充满好奇，想多了解周围的世界。和宝宝在一起，宝宝总能带给你快乐，你也会更愿意随时随地"背宝宝"。

把宝宝背在身上，你还可以腾出手来做家务：在厨房优哉地干活；用吸尘器清洁房间；与家里的其他孩子——宝宝的小哥哥小姐姐们一同玩耍；或者到附近的小树林漫步。背着宝宝，你可以自由地去很多地方：可以在购物广场内各个店铺的狭窄的货架间灵活穿梭；若是推着童车，上下楼你还得忙着找电梯，现在不用了，宝宝就在自己胸前的背巾里呢；你还可以避免一手推着空的童车，另一只手臂不得不抱着既拒绝坐童车又好奇乱动的宝宝的尴尬。

背着宝宝，你还可以去一些通常不能带婴儿去的地方。而不管是去再大的地方，大多数时间都被妈妈背在背巾里的宝宝都会很安静和知足。我的几个小宝宝都曾被我背在背巾里，不管我去哪里，去教堂做礼拜，去参加医学会议，去参加聚会，乘飞机旅行，甚至在电视上亮相，他们都表现得很开心、很满足。我因此就能够做很多事情、去很多地方；而如果不用背巾背着宝宝，我可能就做不成这些事，也去不了这些地方了。用背巾背着宝宝，使宝宝随时跟着我，我也不必为把宝宝留在家里而牵肠挂肚，宝宝也不会因被留在家里而不快乐。

我发现用背巾背宝宝是最好的方式。背巾穿上身很容易，只需从头部套在身上就可以了，还可把宝宝一同套进去。通过练习，你能很容易学会先把宝宝放在背巾里，然后连同宝宝一起把背巾套在身上。而且，即使宝宝在背巾里的时候，仍然很容易调节背巾的位置。此外，还可以连同宝宝一起将背巾从身上解下来直接放在床上，这样就可以避免惊醒睡着的宝宝。商店里卖的大多数款式的背巾肩部和边缘都有衬垫，套在身上，妈妈和宝宝都会感觉很舒适。你可以将背巾套在外面，也可以套在里面，外面再穿件夹克或者运动衫。你需要购买的最好的背巾款式应该是能够背刚出生的宝宝，也能够背大一点的、一直到蹒跚学步的宝宝。可以使宝宝卧在背巾里呈摇篮式，也可以使他依偎在你的怀里，还可以使他面朝前呈"袋鼠式"，或者使宝宝两腿分开跨在你的腰部两边坐着，即"鞍式"背法。宝宝在背巾里的时候，你还可以坐下来小心翼翼地给他喂奶，或者一边散步、一边给他喂奶。背巾的基本姿势可以做多种微调，因此，在宝宝逐渐长大的过程中可以随时调节，以找到你和宝宝都感觉舒适的姿势。

"背宝宝"分"前背"和"后背"两种方式。前背方式适合新生宝宝，也适合睡着的宝宝。但宝宝长到3~4个月大的时候喜欢向四周观望，而前背款式的背巾或背包通常要求宝宝面朝妈妈胸前，此时若想向四周看就不那么方便了。另外，前背款式的背包会使妈妈背部受力。再者，采取前背方式在炉边活动时宝宝也不安全。所以，在宝宝长到几个月大之后，先前使用的前背背巾或背包通常就不再适用了。而后背款式的背包若带有铝支架，不适用于不到3个月大的宝宝，而且后背方式的一个明显缺点是你看不到宝宝，还可能被宝宝揪头发！

后背方式的确可以避免你在切洋葱的时候宝宝被辣到，但是大多数妈妈最终还是更愿意使用前背背巾，感觉更舒适。前背背巾使妈妈的承重部位在臀部，而不是在两肩，这样就避免了妈妈两肩受力。通过练习，在你需要切洋葱的时候，你甚至可以旋转背巾，将宝宝"旋转"到后背上。

开始使用背巾或使用任何款式的背包时，的确需要花一些时间先做一些练习，然后才能学会正确使用，也才能开始相信用这些东西背宝宝可以使宝宝很安全。另外，宝宝可能也需要几天时间适应被这么背着。所以，若开始的几次宝宝表现烦躁，不要紧，不要放弃。把宝宝背在身上无论对你还是对宝宝都有好处，所以你要温和地、耐心地教会宝宝如何享受这一被背着的方式。一开始的时候可以使用这个小窍门：把宝宝放进背巾背在身上之后，马上来回地走动一下，轻轻颠动背巾里的宝宝，轻拍宝宝的小屁股，使他适应这一新感觉。有些宝宝喜欢身体直立一些，所以你要随着宝宝头部和颈部支撑能力的增强而不断调整背巾的姿势，最终使宝宝感觉最舒适。

背着宝宝在傍晚的时候最为实用，此时家里可能比较喧闹，可能有大一点的孩子在走来走去，而你也要准备做晚饭了。另外，你也有办法使宝宝感觉越来越疲倦，直到他睡着，而且即使是再兴奋不想睡的宝宝，你也能使他睡着。办法很简单：将宝宝放进背巾背在身上，然后来回地走动，或者在房间里，或者到外面闲逛一下，去将一大堆待洗的衣服放进洗衣机，或者去邮箱取信件，然后走到餐桌旁，或站着，或轻轻晃动身体，一边再整理一下手中的信件，挑出那些没用的垃圾信件。在你这样来回轻轻走动的过程中，你还可以试着喂宝宝吃奶。被这样轻轻地颠来颠去，宝宝很快就会睡着。

随时背着宝宝，在你感觉自己作为宝宝的妈妈不够有母爱的时候，将有助于增进你和宝宝之间的亲密关系。如果你某一天感觉提不起精神，使宝宝依偎在自己身边可以激发你的美好情感，从而使自己的心情好起来；如果某一天宝宝表现得很烦躁、很不开心，这可能是因为他正处于身体的快速成长期，或者着了凉，或者在出牙，或者就是正常发育过程中经历的某种紧张和压力，那么把宝宝背在身上也可以使你更容易满足他的需要。如果你就是不知道宝宝到底为何而烦恼，同样，你只要将他放进背巾背着就好了。这样你就可以节省下来每天三四十次因考虑"该不该把宝宝抱起来"的问题而花费的时间了。随着日子一天天过去，随身背着宝宝会使你对他所发出的各种需求信号越来越敏感，因而作为妈妈的你也就会越来越自信。

你可能会碰到一些人，他们振振有词地对你说："你总这么背着他，他会被宠坏的。""你总不把宝宝放在地上，他怎么能学会爬呀？"你要记住，这

许多年以来，我仔细观察过数百位到我儿科诊所里来的妈妈，她们用背巾背着自己的宝宝，在我的诊所里自豪地踱来踱去。这些妈妈和宝宝很是与众不同，非常迷人。宝宝们看上去心满意足，不爱哭闹，喜欢目光交流，因为他们已经很习惯目光交流。这些宝宝愿意与人交流，因为在过去的日子里，他们一直被妈妈背着，一直融入妈妈的社交环境里，他们对一切都不陌生。我们诊所里也有几位妈妈同事，她们甚至在工作的时候也背着自己的宝宝，我们称之为"背着并工作着"。

"背宝宝"这一古老的习俗在西方十分流行，而且我相信，会有越来越多的宝宝因为这样被背着而与爸爸妈妈的关系更为亲密。作为孩子的父亲，我能够回忆起的最为美好的事情便是：用背巾背着宝宝在家周围散步、闲逛、去购物、到公园里玩耍。孩子们或许永远也记不起我们用背巾背着他们共同度过的那些珍贵时光，但是我却永远不会忘记。

——比尔

些人跟你的宝宝之间没有血缘上的亲密关系，他们也没有像你一样分分秒秒都和宝宝在一起，你才是解读宝宝所发出信号的专家。随身背着宝宝不会把他宠坏，反而会使他成长为欢喜快乐的、人见人爱的"小人儿"。宝宝想要被你这样背着，那是因为他这样感觉很好。最终，你的宝宝会有时间想要到地面上去，他会在背巾里不断地蹬着腿，找寻着身体运动的感觉。宝宝想要到地面上去，他会发出信号让你知道，而因为你已经背了他那么长时间，你也会很容易读懂他的信号。

　　所以，把宝宝背在身上试试吧。背巾上印有各种各样漂亮的图案，选择一款与你的衣服相搭配的吧。说不定你所选择的款式还可以为你增加时尚元素呢。宝宝背巾在几乎所有的宝宝用品商店以及商场的宝宝用品专柜都能买到，不妨去选择一款吧。

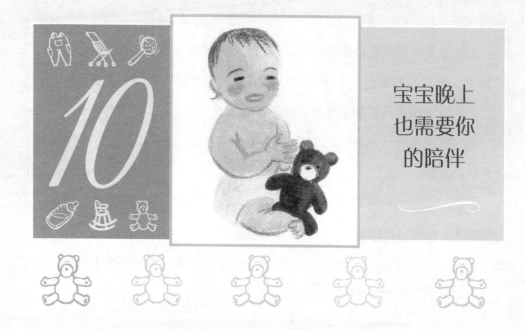

10

宝宝晚上也需要你的陪伴

　　有了妈妈白天的整日陪伴，宝宝晚上也想继续与妈妈在一起的美好感觉。若独自躺在大大的婴儿床上，或者躺在温暖舒适的摇篮里，宝宝也感觉不到与妈妈在一起的那种温馨。他渴望与妈妈在一起时那种如同回到子宫内般的亲近，因此，他需要与妈妈在一起，感受妈妈怀抱的温暖、妈妈身上散发的熟悉的味道、妈妈柔软的肌肤、妈妈温和的呼吸。当然，你可以花钱给宝宝买来录音带，让宝宝听母亲子宫内的声音的录音；你也可以轻摇着婴儿床，使睡在上面的宝宝悠然入睡；你还可以给宝宝买个吊床，使宝宝舒适地躺在上面。但是，即使有了以上的"投资"，如果你的宝宝和大多数宝宝没有什么不同，他仍然会吵着闹着要找你，要和你在一起。在身体疲倦或者半夜醒来感觉害怕和饥饿的时候，宝宝更需要你的陪伴。

幸运的是，我们还有一个适用于各种文化、非常实用而又使人快乐的古老传统，那就是：**陪宝宝一起睡**。这样不仅可以照顾好宝宝，你也可以有些时间睡觉。事实上，在大多数文化或地域，人们认为宝宝和妈妈就应该一起睡，这是很自然的事情。长久以来，宝宝和妈妈就是在一起睡的，之所以一直延续至今，那是因为这样做的确很好。人类文化已经发展到我们所谓的"高级"阶段，但就是到了这一阶段，许多父母还是在坚持时不时地陪伴宝宝入睡。而不那么幸运的是，近些年来，有太多的所谓专家一直在不断地强调父母不应该陪伴宝宝入睡，结果导致一些父母不敢承认宝宝在和他们一起睡。

让宝宝晚上和自己睡在一起，意味着你能够贴近宝宝，以便能够满足宝宝晚上的需要。宝宝睡在你身边，晚上就可以方便地喂宝宝吃奶。宝宝醒来后蠕动着小身体寻找乳头，而你也会因此醒来，可以很方便地拥宝宝入怀，将乳头送到宝宝嘴里，于是宝宝满意地吮吸着乳汁，而你又可以迷迷糊糊地睡去。这样就避免了你和宝宝分开睡时宝宝因寻找你而哭闹，你也不必因此而起床到宝宝床边去给他喂奶，甚至导致自己睡意全无。

宝宝晚上和妈妈一起睡，还可以满足宝宝晚上与你亲近的需要。事实上，较之独自睡在婴儿床上，有妈妈睡在身边时宝宝的睡眠质量会更好。婴幼儿的浅层和深层睡眠周期较之成年人的要短，在浅层和深层睡眠过渡期，宝宝更容易醒来。因为周期短，宝宝每晚的浅层和深层睡眠过渡期就多，因此醒来的次数也就很多。不过，只要你在他身边，感受着对你的熟悉和温暖，宝宝就能够更容易度过这些过渡期。宝宝醒来后有你在身边，他就会保持安静，不会哭闹，从而更容易过渡到另一个睡眠阶段。有你在他身边，还可以避免宝宝因睡得太沉而不易醒来，研究专家将之列为避免"婴儿猝死综合征"的一个方法。

晚上和宝宝一起睡觉更有下面许多的收获：首先，你能够逐渐适应宝宝的睡眠周期并保持与之同步，在宝宝醒来要吃奶的时候，你通常是处于浅层睡眠状态，并没有完全醒来，因此之后又可以香甜地睡去，早晨醒来后也感觉睡得比较好。此外，你还因此能够与宝宝分享一些非常特别的时刻：似睡非睡的时候你伸手就能触摸到宝宝；夜里醒来的时候你能看到还在睡梦中的小宝宝咧着小嘴甜甜地笑，于是你和宝宝的爸爸分享宝宝的这些有趣的表情；每天早晨你和宝宝醒来，你能够看到宝宝手舞足蹈、兴高采烈，于是你感谢上苍，内心充满喜悦；看到宝宝总是那么迷人、那么特别，你感觉这真是不可思议。

那么，每晚都陪伴宝宝入睡这种做法在你看来是不是太过偏激？我理解你的这一想法。我也是在哺育了4个宝宝之后才意识到，原本没必要让宝宝独自睡在婴儿床上，然后我不得不陪在他们床边一直熬到深夜等他醒来喂他吃奶，然后还不得不哄他们继续入睡。后来我转变了看问题的思路，进而明白，和宝宝一起睡才是最为简单、最为自然的为人之母之道。

紧接着你再想想，你和宝宝还都没有完全彼此分离开来，母乳喂养宝宝期间，无论是从心理上和情感上，还是从生理上和本能上，你都仍与宝宝密切联系在一起。如果让宝宝独自睡在你房间对面的房间，你和宝宝之间的这种生理联系就会承受很大的压力。你躺在床上因为聆听宝宝的动静而睡不着，宝宝醒来后发现你不在身边而恐惧、愤怒，你和宝宝因此都倍感焦虑。

不过，若使宝宝和自己睡在一起，你反过来还需要能够承受来自社会的压力。我们生活在一个崇尚独立的所谓现代文化环境中，要求现代的父母教自己的宝宝学会独自睡觉，学会满足于与保姆等父母的"替代者"在一起，甚至要学会在哭闹的时候自我安慰。但是，真正的独立意识不是以这样的方式培养和宝宝睡在一起，为保证宝宝安全，这里提供一些小窍门：把床紧贴墙壁，紧紧卷起一条婴儿毯塞住任何床与墙壁之间留下的缝隙，或者在床的一侧安装护栏，使宝宝睡在妈妈和墙壁或床的护栏之间，因为做妈妈的无论从生理上还是心理上通常都比做爸爸的对宝宝的警觉度更高。一定要是一张大床，使爸爸、妈妈和宝宝睡在一起都有足够的空间；或者买一张"亲子睡床"，即一张大床的一侧附着一张似摇篮的三面有围栏的婴儿床，注意婴儿床和大床之间的连接一定要牢固和安全。不要随意和宝宝一起躺在沙发上睡觉，因为宝宝有可能被挤入沙发垫与沙发靠背之间的缝隙里而动弹不得。另外，饮酒或者服药后也不要和宝宝睡在一起，因为此时你对宝宝的警觉度已被酒精或药物大大削弱了。

注意不要使宝宝睡在任何表面湿软或湿滑的地方，比如表面呈波纹型的水床（电热冲水床垫）或者豆袋椅（以小球粒填充的椅子）。另外，宝宝睡觉时还要注意使宝宝保持仰卧姿势，从而减少宝宝猝死的风险。

——比尔

的。宝宝在学会独立之前，必须首先学会正确地看待自己，全面地肯定自己，而这些能力的形成必须建立在与妈妈（还有爸爸）亲密联系的基础之上。体验与妈妈之间的相互依恋情感，是逐渐培养宝宝独立意识的最好方式。要首先能够依恋妈妈，宝宝最终才能信任自己，而这种自我信任是宝宝今后能够独立生活的基础。

另外，你可能感觉需要晚上和宝宝分开睡，为的是作为宝宝妈妈的你能够休息一下；也有可能你认为和宝宝睡在一起会影响你的睡眠质量。这些想法当然都是合情合理的，你也不必强迫自己出于严格意义上的做母亲的职责而坚持与宝宝一起睡。你能够通过其他方式随时回应宝宝晚上的需要，只是，你不妨先尝试一下陪伴宝宝一起睡，一个星期或几个星期，这样真的有助于放松自己，逐渐培养起作为妈妈的意识和情感。

通常情况下，宝宝睡觉时所处的位置，是在妈妈和墙壁或者床的护栏之间，因为与当妈妈的相比，有些当爸爸的对宝宝小身体的警觉度没有那么高。另外，有些丈夫喜欢让宝宝睡在他与妻子之间，有些喜欢让宝宝睡在妻子与墙壁或者床的护栏之间，这样他与妻子之间能够继续保持亲密，同时还可以避免宝宝介入其间，使夫妻彼此有被分离的感觉。和宝宝一起睡并不意味着要干扰夫妻之间拥抱和亲密。至于夫妻之间的性生活，两人完全可以找家里其他的地方，比如沙发、卧室的地毯上、其他空闲的卧室、卧室地板上铺的海绵床垫上，等等。

注意，可能较之让宝宝独自睡在小床上，陪宝宝一起睡不会使宝宝很小就逐渐整晚安睡而不经常醒来，也不会使宝宝学会在醒来时吮吸拇指安慰自己继续入睡。另外，总有一些"专家"会不断地告诫你：让宝宝在你的怀里吃着奶入睡，在他醒来时随时有你的陪伴，随时让他吮吸几口乳汁，这样会使宝宝养成坏的睡眠习惯的；宝宝会因此只有依靠你的帮助才能入睡，甚至还会因此认为你不够信任他可以自己睡觉。

这些"专家"说的倒不完全是错的。是的，宝宝让你陪他入睡会成为他的一个习惯，只不过这不是一个坏习惯，而是一个好习惯，可以一直持续下去，一直持续到宝宝逐渐长大，能够自己睡之后，持续到你陪在他的床边给他讲故事，给他道晚安，半夜起来给他重新盖好被子。和宝宝一起睡有助于宝宝长大后形成对睡眠的良好态度，较之宝宝需要经过多长时间才能学会自己入睡的问题，防止宝宝以后睡眠出现问题当然更重要得多。和宝宝一起睡，实际上是在教会他如何享受睡眠。知道了这一点，你就能够心安理得了吧！

　　和宝宝一起睡，能够很好地融入当今人们忙碌的生活方式当中，尤其是那些双薪家庭。能够使父母白天在单位忙碌了一天后，在晚上重新建立起与宝宝之间的亲密关系，从而弥补白天不能与宝宝在一起保持亲密的时间。我们注意到，晚上和父母睡在一起的宝宝，能够形成对睡眠的正确态度，在他们看来，去睡觉是一件很令人高兴的事情，睡眠过程中自己可以无忧无虑。我确信，如果我们做一个民意调查，询问宝宝们他们愿意在哪里睡觉，他们的回答绝对会是："当然是和爸爸妈妈一起睡了！"毫无疑问，爸爸妈妈那里不正是宝宝睡觉时应该在的地方吗？我相信，科学家们不久就能够证明有直觉的父母早就已经知道了的一个事实，那就是，宝宝和爸爸妈妈睡在一起是件好事情，有益于父母和孩子的身心健康。

——比尔

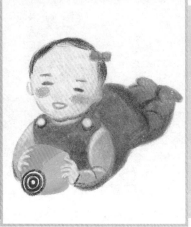

11

注意避免
宝宝寻求
自我安慰

  20世纪50年代的美国宝宝被称为"斯波克"宝宝（美国的本杰明·斯波克博士1946年写了一本书《斯波克育儿经》，斯波克反对打孩子屁股，因为这样会伤害孩子的自尊，所以这一代人长大后，权利意识和自我意识十分强，但一不留神孩子就变得张牙舞爪了）；20世纪60年代和70年代的宝宝是一切顺其自然的宝宝；20世纪80年代的宝宝是自觉意识很强的"超级宝宝"。而当今时代的宝宝成了会自我安慰的宝宝，是一系列育儿时尚里排位第一、最"新潮"的宝宝。

  能够自我安慰的宝宝，是指在需要安慰的时候能够吮吸自己的手指自己安慰自己，而不是哭着找妈妈的宝宝；是指在半夜醒来时不用吃奶，也极少烦躁，之后能够自行再次入睡的宝宝。他们满足于始终处在妈妈生活的边缘，远远地看着妈妈，使妈妈能够有时间去做那些21世纪女性生活中被安排得满满的一切重要的事情，这些小家伙们会安静地待在一边，不给妈妈添麻烦。

此刻，你可能会问以下两个问题中的一个，也可能这两个都问："宝宝能够自我安慰有什么问题吗？""我的宝宝怎么就不能这么乖呢？"

大多数宝宝刚出生时本不会自我安慰，但生来有能力、也愿意在需要安慰的时候寻求别人的帮助。假如生来没有能力寻求帮助，他们也就没办法在有需求的时候得到父母的帮助；假如宝宝从一生下来开始就能够一直吸着自己的小手使自己安静下来，宝宝的妈妈又怎么能够知道什么时候该给宝宝喂奶？宝宝又怎么能够在被妈妈抱起来、小脑袋卧在妈妈脖颈里的时候被激发出吃奶的欲望？感觉非常敏锐的妈妈能够非常容易而本能地觉察到宝宝的需要，不管宝宝是否有明显要求，妈妈都会做出回应。自然，如果你的宝宝表现得非常"乖"，你就应该采取主动，即使他不哭不闹，你也要时刻注意观察他的真正需要。不过，初为人母，刚刚开始学习如何做妈妈的时候，或者埋头忙于其他事情的时候，你可能不能给予宝宝足够的关注，宝宝因此也就不能够充分发挥自己"求助"的潜能。

另外，宝宝在长大一些之后学会自我安慰并没什么错，教宝宝学会自己重新找回内心的正确感觉是作为妈妈的你的目标之一。只是途径有好有坏，为此下面介绍两个途径，其中一个是有益的，另一个却可能是有害的。

有益的途径是：一开始的时候不要指望宝宝能够自己满足自己的需要，因为你很清楚，此时他实在是没有能力做到这一点。相反，你要集中注意力，随时在宝宝哭闹着寻求帮助时做出有效回应，使他知道什么是内心平静、什么是满足感。在这一过程中，宝宝也在学会信任你，了解到你就是他的世界，给予他关心和爱；还会知道他有权利有好的心情、有舒适的感觉。到了最后，你就能找到机会，在宝宝烦躁的时候稍微推迟一点回应的时间而又不会导致他大哭大闹、"伤心欲绝"。在你推迟的这点时间内，宝宝有时可能自己就把问题解决了，根本不需要你再过去帮忙。在这之前他已经那么习惯了伤心过后就有安慰的模式，因此现在他有时也能够自己恢复好的心情。

我没有办法告诉你宝宝到了几岁才能逐渐地学会这样安慰自己，这取决于宝宝的性情以及生活环境。不过可以确定的是，宝宝最终会学会安慰自己，只要你给他机会。当然，如果听到宝宝先前烦躁的动静开始升级为大声哭闹，你必须"介入"，帮助他恢复到平静的心情。

另有一种使宝宝学会自我安慰的途径是：任由宝宝哭，最终他也能学会自我安慰，自行停止哭闹。但是这个途径有很大的风险。宝宝之所以学会了自我安慰，那是因为他发现自己别无选择，没人来安慰他。他是因为绝望而不是因为已经学会了自己恢复好心情才停止哭闹的。他对爸爸妈妈的信任感开始产生动摇，他决定在这个艰难的世界，他必须坚强地自己熬过去。在学着这样解决问题的过程中，宝宝心中滋生的都是一些消极和怀疑的情感，这有可能会导致他在以后的人生中形成自我否定、自卑和悲观的性格。

这样任由宝宝哭闹，当妈妈的心里也会很不好受，你很可能会感觉这样做不对，因为在宝宝哭闹的时候你想要去安慰他的愿望很强烈，关系到宝宝的开心和幸福的时候，当妈妈的心很难硬下来。但又感觉矛盾的是，当今有许多育儿书籍都在建议：在爸爸妈妈忙碌的时候，让宝宝适当的哭闹可以解决宝宝的一切问题。殊不知，这种所谓的建议早就应该被淘汰了，没想到现在又卷土重来，而且影响力巨大。你要明白这些建议都是以父母为中心，考虑的都是父母的方便和需要，这样你就能够意识到这样的建议是不对的，这些建议没有真正考虑到宝宝的需要。

当然，也有各种各样的"妈妈替代品"，如安抚奶嘴、录音、跳跳椅等，的确可以使宝宝安静下来。这些东西有它们特定的作用，能够在你筋疲力竭的时候替代你一下。但是，你只能把这些东西当成应急用的后备方法，而不能当成能够和你白天晚上两班倒的工人。过去，新生儿妈妈并不一定要亲自全天候地照顾宝宝，因为她们生活在几世同堂的大家庭，其他家庭成员能够分担日常照顾宝宝的任务。而现在虽然时代变了，宝宝仍然十分需要人的怀抱。试想一下，当你的宝宝逐渐成长，直至最终长大成人，你肯定不希望他在心情沮丧的时候转向什么"东西"去寻求安慰吧！你所希望的是他能够依赖于自己内心的认识和情感，依赖于那些爱他的人。

　　我怀疑那些建议任由宝宝哭的人们是不是因为在自己小的时候他们的妈妈也是这么对待他们的，如此一来，他们自己也是这一建议的"牺牲品"，首先学会了自我安慰，然后将这种反应迟钝和"麻木"延续到了自己哺育宝宝的过程中。宝宝的哭声是他的语言，是上苍为他得以生存以及当妈妈的开发和积累育儿技能而设计的途径和方式。任由宝宝哭泣既有悖于常识，也有悖于我们所知晓的母亲的本能。当宝宝哭泣时，妈妈是出于一种强烈的生理感应冲过去抱起宝宝、安慰宝宝的。甚至已经有研究表明，感应到宝宝的哭声时，妈妈体内流向乳房的血液会增加。妈妈这些"心声"的产生都是有原因的，因此一定要认真聆听并遵循。别人很容易建议宝宝的妈妈任由宝宝哭，那是因为这个人和你的宝宝之间没有血缘关系，因而不存在生理感应。我建议当妈妈的不要违背自己的心声，否则会导致对宝宝的需求反应迟钝，进而导致和宝宝之间逐渐产生心理和情感距离。

——比尔

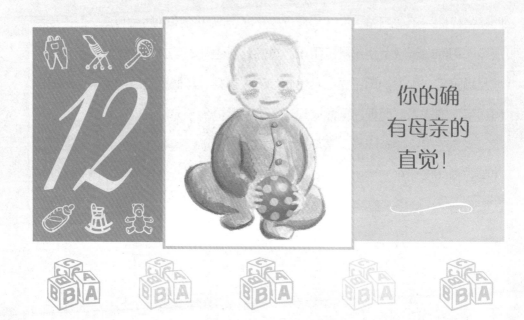

12

你的确
有母亲的
直觉！

想要获取对孩子的直觉，你不必一直等到成为8个孩子的母亲之后；你唯一需要做的就是多花时间陪伴孩子。

母亲的直觉（或称本能）无非是指对宝宝的行为具有快速而敏锐的洞察力。那不是什么超能力，也不是什么母子间奇特的心电感应。母亲的直觉建立在对宝宝的持续观察和长期累积的经验基础之上；从宝宝那里持续不断获取的点点滴滴的信息储存在你的大脑中，使你能够借此分析判断宝宝某时刻在想什么以及接下来他会做什么。当你的宝宝生气、皱起眉头或者高兴、喜笑颜开，你的大脑就会在所储存的"信息库"中扫描搜寻所有这些"信息点"，由此分析和解读宝宝的这些行为表情，判断宝宝出现这些表情的原因。实际上，大脑解读这些信息点需要的时间远远长于大脑做出回应的时间，因此，一开始你只是在凭"感觉"判断宝宝为什么会出现这些行为、表情，你也只是在凭这些"感觉"迅速做出回应。这就是所谓的"直觉"。

　　妈妈的直觉至关重要。在宝宝感觉身体不舒服的时候，直觉会告诉你第一反应可能是给宝宝量体温，而甚至是在你取出体温计之前，你就已经能够感觉出宝宝是生病了。宝宝焦躁哭闹的时候，你会本能地知道这是因为他一天活动得太多，还是因为他出牙或者耳朵感染发炎而感觉不适。直觉会告诉你什么时候应该带宝宝从聚会场所离开，到一个安静的地方给他喂奶。直觉也会告诉你宝宝因为什么哭闹以及怎样使宝宝有安全感。

　　直觉的产生依赖于你从日常生活中获取的信息。和宝宝的互动交流越多，越能更好地培养你对宝宝的直觉。要知道，较之基于对仅仅四五十名实验对象进行实验所形成的理论，基于对数百名实验对象进行实验所形成的理论显然更可信，更有指导价值。同样，随着每一次你对宝宝发出的行为信号做出回应，你对宝宝的了解也在逐渐累积和加深，从而进一步使你对宝宝以后的行为表现做出一次比一次更有效的回应。

　　很多时候，与其说是你有作为母亲的直觉或本能，倒不如说是你对自己的宝宝已经了解和熟悉很多。当宝宝睡醒后哭闹的时候，你可能会本能地将宝宝抱在怀里给宝宝喂奶，这是因为你记得上一次宝宝醒来哭闹的时候你喂奶他就不哭了。而如果这一次宝宝扭头避开你的乳头继续哭闹不止，并且你发现宝宝比上一次哭得更加厉害，那么你会转而判断是不是有什么东西弄痛他了。你会进而判断宝宝不是因为肚子饿而感觉肚子痛，因为宝宝不愿意吃奶；之后你会立即去检查他的睡衣，结果发现有一根细线紧紧地缠住了他的两根脚趾。哎哟！这还了得！在这个小小的事故中你运用的是自己的直觉。而经过这次小小的事故，你的直觉又进一步得到了加强；直觉告诉你必须采取行动，找到这一次宝宝哭闹的原因，而你也会将这一次宝宝因为感觉疼痛而尖锐哭叫的信息储存进你大脑的"直觉信息库"，指导你对宝宝今后的类似行为做出有效回应。

母亲的直觉是建立在通过身体各个感官所收集的信息的基础上的。你对宝宝肌肤的感觉，宝宝身体散发的味道，宝宝发出的各种动静和声音，宝宝撒着娇要你抱他的时刻，宝宝身体活跃、活泼好动的时刻，你从所有这一切所获取的身体、情感体验都有助于加深你对宝宝的了解。这就是为什么母亲经常抱着宝宝、与宝宝进行亲密肌肤接触对母亲抚育宝宝大有裨益的原因。因此，你要充分利用身体的各个感官，不只是用来思考问题的大脑，要动用全部的心思，专注于更好地了解宝宝。

那么，如果你感觉自己对照顾宝宝没有直觉该怎么办？不要担心，只要专注于照顾好宝宝就可以了。不断尝试对宝宝的行为信号做出回应，直至找到对宝宝起作用的回应方式。回应的方式要灵活变通，并且一定要细心观察这些方式是否有效。要努力抛开关于照顾抚养宝宝的先入为主的想法，如"宝宝总是一刻不停地睡觉""规律性地哺乳是最好的"等，你从自己的宝宝那里获取的信息往往可能与此非常不同，因此，如果你愿意潜心识别这些不同，你和宝宝都将从中受益。等到你通过观察发现了宝宝所有的行为表现，并且能够通过各种方式将自己的爱传递给宝宝之后，你和宝宝之间就会建立起一种非常美妙的相互信任的关系。你可以称之为"和谐"，亦可以称之为"相互给予"，还可以称之为"直觉式抚育"。总之，这是一种对你和宝宝都适合的关系，直觉告诉你，就是适合！

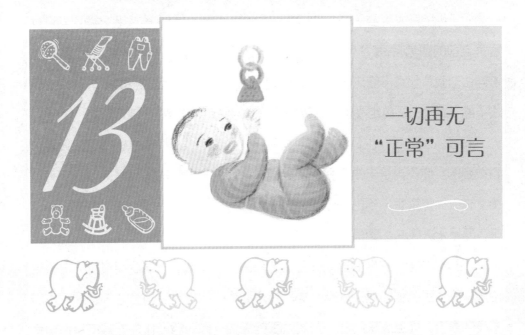

13

一切再无
"正常"可言

　　过节的心情是愉快的，度假的感觉是惬意的，举办和参加一些特别的活动也会为日复一日的生活增添亮丽和色彩，不过总是有某种舒心的、令人安慰的感觉吸引着你在这一切过后重新回到日常生活的正常轨道。变化也许是生活的调味料，但是日常的生活规律会令我们感觉安全和井然有序。

　　那么你会想，有了宝宝之后，什么时候一切才能回归正常呢？我认为，要回答你的这一问题，关键在于"正常"一词对于你的意义。如果你对"正常"一词的理解以及你的这一问题的意思是："什么时候我们的生活能再有点章法呢？""什么时候我才能指望每天都能洗一次澡呢？""什么时候我才能对现在的生活不再感觉那么陌生呢？"那么问题的答案是："很快。"而具体是什么时候，会因宝宝的性情、你的生活方式以及你灵活应变的能力而异。而如果"正常"一词对于你的意义以及一开始你所问问题的意思是："什么时候我才能找到没生宝宝之前的感觉呢？""什么时候生活才能简单些呢？""什么时候我的宝宝能够停止对我有那么多需求呢？"那么赶快打住，因为问题的答案是："什么时候也不能了！"一切再也不能够恢复到你所谓的那种"正常"状态了。

有了宝宝之后，生活发生了巨大变化，变化之大是你未生宝宝之前很难预料得到的。你不再是未生宝宝之前的你；你首先考虑到的不再是你自己或者你的丈夫，而是宝宝。不论是做爱还是做饭，一切较之生宝宝之前都变得复杂起来，而且无法摆脱，反而成了现在的"正常"生活状态。

不过你要相信，你会逐渐适应这种新的生活方式。一两个月过后，你会走出刚生完宝宝的那种迷茫状态，重新注意到周围的世界。你会逐渐习惯宝宝时刻在你身边，而且越来越能够预测宝宝的需要。你对自己作为妈妈的身份也有了更好的理解，也感觉更加自信。

然而，宝宝各个成长阶段的需求总在变化。你刚刚能够识别出他一个阶段的需要，紧接着他又步入了下一个阶段的需要。开始时，你只需抱起他就可以使他得到安慰；两个星期过后，他又开始表现烦躁，意思是他感觉厌倦了，需要你抱着他到户外走走瞧瞧；而到了下个月，他又开始表现烦躁，意思又成了别的，比如要你把他放到地面上去或者要你把他面朝前抱着。宝宝在各个成长阶段的这种快速变化和需求进步在旁人看来很有意思，但是会使你感觉生活有些失衡，于是你渴望找到一种更为正常的生活方式，渴望生活走向正轨。

另外，渴望生活回到正轨还可能是因为你想要使自己的身体恢复到未生宝宝之前的状态。先是怀胎十月，紧接着又是母乳喂养宝宝，结果使得许多女性开始感觉不适应、也不接受现在的自我形象：漏奶；衣服不合身；如果宝宝对你的饮食过敏（这种过敏情况不是太普遍，但是有时的确会发生），你还需要限制自己的饮食，这种单调的饮食时间长了会令你生厌。此外，怀抱宝宝、和宝宝成为一体可能会成为一种符号，代表着你到底在多大程度上丧失了对时时刻刻都存在的自我的控制。

当你渴望正常生活的时候，也的确有极端的办法能够做到，比如提前给宝宝断奶、提前回到单位上班或者起身乘游轮去环游美丽的希腊诸岛等。然而通过以下一种方式或者几种方式相结合，你也有可能找回从前的正常生活状态。

一种方式是宠爱一下自己。这样可以使别人认识到新妈妈有权休息一下。将产后的最初几个月当成一个与宝宝在一起的时间延长的蜜月，在此期间"纵容"一下自己：宝宝睡觉的时候你也打个盹；去商店购买不是当季但你特别爱吃的新鲜水果（虽然价格昂贵），或者从自己喜欢的饭店点菜送到家里享用；和宝宝一起长时间泡个澡；给宝宝喂奶的同时读一本最新出版的平装书；晚上睡得晚的时候，第二天早晨给宝宝长时间喂奶，与宝宝一起在床上消磨掉整个上午。

另一种方式则是选择生活中的一两件事情来做，并始终使之处于自己可操控的范围之内：清理一下厨房橱柜里储存废弃物品的抽屉，使之完全整洁有序起来，由此而带来满足感可以使你忘掉家里其余的地方还是乱糟糟；买一套好看的衣服，既合身又使自己显得更漂亮，同时又方便给宝宝吃奶，这会消除你"没合适的衣服穿"时的心情不佳。如果你认为使事情处于自己的意料之中、掌控事物的规律很重要，那么不妨坚持每天整理床铺，或者每天给什么人写封信，或每天出门散散步。选择不用多长时间就能完成的事情，或者可以隔几天就能够分阶段完成的事情，或者和宝宝在一起时能够轻松完成的事情来做，使自己有成功的感觉。隔几天就选择一两件这样的小事情来成功完成，可以消除自己"什么事情也做不了"的烦恼。每次无论是做了多么小的一件事情，都要热烈地、发自肺腑地表扬一下自己。

　　第三种方式是要记住，在你人生的整个历程当中，照顾年幼的宝宝这一阶段非常短暂，宝宝似乎一晃就长大了。当你送他上大学的时候，或者时间近些，在他上中学的时候，或者时间更近些，在送他去上幼儿园的时候，你就会想起现在照顾宝宝这一短暂阶段的所有美好，边用纸巾擦拭着自己湿润的眼角边回忆着。到了那时可能你会感觉生活更为正常、更有规律了，但是你会非常留恋地回想起现在这些哺育宝宝的日子，而若要使这些日子值得回忆，你需要此时此刻就开始把心思和情感集中到现在的生活方式上。要充分享受现在与宝宝在一起的时光，即使这样的生活看上去远非"正常"。

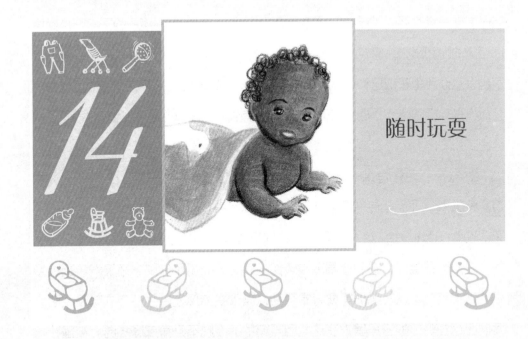

14

随时玩耍

你不必专门计划与宝宝的玩耍时间，随时都可以成为玩耍时间。玩耍是照顾宝宝过程的自然组成部分，窍门在于一定要放松，意识到这就是玩耍。

你是宝宝最好的也最具教育意义的"玩具"。宝宝出生后的最初几个月，他所学习到的几乎所有的事情都来源于你。通过观察，更通过与你——他的妈妈（对他来说最重要的一个人）——的接触和交流，他发现了他自己，也了解了周围世界的很多东西。从商场里买来新鲜好玩的小玩意儿给宝宝玩，肯定能使他更开心、更聪明，但是，没有哪种玩具能够与爸爸妈妈千变万化的、宝宝看着非常有意思的面部表情相比。

爸爸和妈妈都是宝宝了解世界的窗口，是一面镜子，从中宝宝能够看到他自己。你一定想要时刻保持这扇窗户的干净明亮，保持这面镜子的干净吧！如果你感觉烦躁和紧张，感觉与周围这个世界以及其中所有人格格不入的话，你的宝宝也会从你那里获取这种感觉。如果你整天撅着嘴，怒气冲冲，你的宝宝也会把它认作是自己的状态，他会被你的紧张情绪感染，被你紧锁眉头的怒容后面的情绪影响和同化。

当然，一定会有某一天或者某一时刻，你这扇窗也会笼上尘雾，阴沉黯淡。没关系，经历了许许多多的"好天气"，宝宝能够识别出这只是暂时的阴天。在大多数时间，你一定只想通过你这面镜子，使宝宝从中看到一个快乐的、心满意足的你，看到你周围最晴朗的环境。而如果你的"坏天气"远远多于"好天气"，这表明你需要寻求帮助，以改变你现在的生活方式以及生活态度。在这些阴郁的日子里，在这些因照顾宝宝而脱不开身或隆冬时节被困在家里的日子里，在这些你情绪低落的日子里，花几分钟时间和宝宝一起玩耍能够擦亮你这扇窗，使你重新振作起来，脸上因此而露出笑容，以改变你阴郁的心境，尤其是在你看到宝宝对你的关爱做出回应的时候。

你也不必专门设计与宝宝玩耍的内容。给宝宝换尿布的时候对着宝宝微笑，发出各种傻乎乎的声音使宝宝保持身体安静不扭动，这一过程本身就可以使你开心；播放一些音乐，在音乐的渲染下，用背巾"背着"宝宝在房间里一起"又唱又跳"，手舞足蹈，就是此时做些家务、打扫一下房间，也会不觉得那么乏味无趣了；背着宝宝边说话边走在去往超市购物的路上；注意观察宝宝都喜欢看什么东西：吃饭时餐厅里的吊灯，某个地方悬挂的风铃，一起看向窗外时外面的风景，等等；带宝宝一起进浴缸，帮助宝宝学会享受洗澡的过程。为保证宝宝的安全，首先把宝宝放在紧挨浴缸的垫着浴巾的婴儿座位上，自己先进入浴缸坐下，然后抱起宝宝进入浴缸。出浴缸时，首先抱起宝宝放在婴儿座位上，用浴巾裹住宝宝的身体，然后自己再出来。或者也可以让宝宝的爸爸过来帮忙。作为对宝宝负责任的妈妈，宝宝需要你不那么严肃。无论是听巴赫或者甲壳虫乐队的音乐，还是去购物广场或者博物馆，将每天自己喜欢做的事情都与宝宝分享。

你可能还会想要每天专门安排一些时间集中注意力观察宝宝以及他能够做的所有事情。一开始的时候可以让宝宝坐在你的大腿上和他玩耍，待他长大一点的时候，再把他放在地板上和他一起玩耍。要选择宝宝情绪好、安静、感觉敏锐和好奇的时间和他玩耍。抱着宝宝，以便你能够与他互相注视对方的眼睛。用柔和的声音和宝宝说话，叫他的名字。给他玩几种简单的玩具，最好是能够发出声音的那种。注意吸引宝宝的目光，宝宝甚至在刚出生的时候就能够短时间内用目光追随移动的物体。你甚至还可能看到宝宝模仿你的面部表情。随着宝宝渐渐长大，你说话时他会感觉更为生动，他会跟着咯咯地笑，嘴里发出扑扑的声音应和。他会用小手对着拨浪鼓挥舞，直至最终抓住它。使宝宝腹部朝下趴在地板上，他就会抬高小脑袋看向你。终有一天，宝宝突然就学会身体一翻，仰卧在地板上，不仅使你惊喜不已，就连他自己也很可能为此感觉不可思议。

你要学习有关宝宝各个成长发育阶段的基本知识，这有助于你选择与他年龄段相符的游戏内容，甚至可以与他做点超前的游戏，借以鼓励和促使宝宝进入下一个成长发育阶段。你不必为此成为专家，但是向别人进行一些咨询有助于你识别宝宝各个年龄段新发展起来的技能，并且能够提前判断宝宝下一个年龄段的表现。你还可以写日记，记录下与宝宝的玩耍过程，这是一种非常好的记录宝宝各个成长发育阶段的方式。将这些日记保存起来，留给子孙后代们看，分享你和宝宝玩耍过程中所发生的一切美好的事情。

和宝宝一起玩耍的时候，要仔细观察宝宝的反应。有些宝宝喜欢有声音的、喧闹的东西，而有些宝宝则比较安静和内向。尊重宝宝玩耍过程中做出的选择，这也是在尊重他的独特性格。如果你能够遵循他给出的信号，而不是促使他遵循你的或者育儿书中所给出的指示，宝宝能够学得更多。玩耍时间包括很多的交流以及相互给予和获取，在这一过程要真正认真观察宝宝并识别出他的喜好。

要尊重和遵循宝宝的停止信号。宝宝经常需要休息，以避免受到过多刺激。需要短暂休息的时候，他会把头转开，要耐心等待他再次集中注意力转向你。你可以轻轻鸣鸣着使宝宝再次转身朝向你，但是要注意，不要太过于干扰他、强求他，否则他会紧张起来，最终会引发他的哭闹。

和宝宝玩耍的过程中，给宝宝按摩是使宝宝放松的一种方式，尤其适用于宝宝还很小、身心还没有发育到可以用其他方式玩耍的阶段。你可以阅读相关书籍、看相关录像或者参加有资质的婴儿按摩培训班，学习婴儿按摩技能。有些宝宝喜欢早晨按摩，有些宝宝在傍晚按摩会感觉舒适，要注意选择，以避免宝宝出现烦躁情绪。给宝宝按摩除了使宝宝感觉好玩，还可以促进宝宝身心成长发育、提高消化能力、镇定神经以及帮助他们学会"注意"自己的身体。给宝宝按摩还有助于你放松，使你感觉更有母爱，并且能够提高你的直觉能力。看到宝宝全身放松，感觉舒适，你也能够重新认识宝宝的许多情感表现，从而在照顾宝宝的过程中更有自信。我曾经很享受给宝宝按摩的过程，它使我能够记住宝宝的每一寸肌肤在接受按摩时所传递出的快乐信息。给宝宝按摩也非常适合爸爸学习，它可以增进爸爸和宝宝之间的亲密感，而这可能是通过其他方式无法获得的。

　　你能够找到许多特别的方式和宝宝一起快乐。你可以傻乎乎地发出"嘎嘎"的声音逗宝宝开心；你可以做鬼脸，使你和宝宝都开心地咧开嘴冲彼此笑；你还可以用你能够想到的各种爱称称呼宝宝，比如"小南瓜"或者"小宝贝儿"。你和宝宝每天更新着玩耍的内容，并且都很专注和享受。即使在5年或者10年过去之后只有你会仍然记得这些珍贵时刻，你的孩子也会非常喜欢听你讲他小时候的这些趣事，他会搂着你，央求着你："给我讲讲我小时候的事情吧！"你当然也非常愿意讲给他听，回忆着在他小时候与他玩耍的那些时刻，回忆着彼此之间的爱从那时候开始生根发芽、逐渐加深。

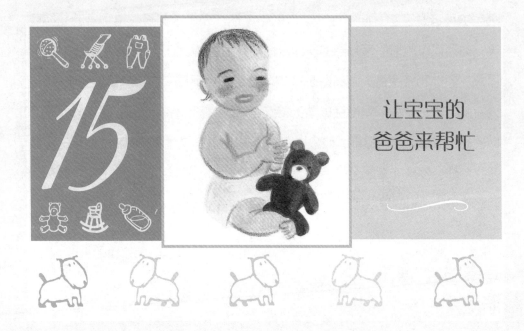

15　让宝宝的爸爸来帮忙

爸爸若能够使紧张不安的宝宝得到安慰，使烦躁无聊的宝宝得到快乐，有时也能使疲倦欲睡的宝宝安然入睡，那么无论是对妈妈还是对宝宝都是件幸事。

爸爸最好在宝宝出生后就"介入"进来，和妈妈一起照顾宝宝，尽管这并不像听上去那么容易。你是宝宝的妈妈，从怀孕开始就与宝宝之间存在着生理感应，一直延续至宝宝出生后母乳喂养宝宝。宝宝身体不适的时候，较之爸爸，妈妈的回应更为本能：你的乳汁外溢，你迅速过去抱起宝宝，你的脸上写满了关心，几乎本能地说着安慰的话语（本能的程度可能要取决于你的紧张程度）。你休的产假比爸爸的长，而且你和宝宝的爸爸很可能都认为，你，宝宝的妈妈，应该承担起照顾宝宝的主要任务，至少在宝宝出生后最初几个月应该是这样。

除了以上这些，还存在着这样一个事实：爸爸所积累的照顾宝宝的经验较之妈妈要少，爸爸对自己照顾宝宝总是存在很多怀疑。虽然现在许多杂志上的香皂和牛仔裤广告中开始出现爸爸和宝宝在一起的温馨照片，但人们对男士的固有印象仍然是笨手笨脚，粗心大意，对自己的宝宝几乎一无所知，甚至"连宝宝的手脚都分不清楚"。当爸爸的可能会期待与宝宝之间的亲密关系，但是不知道该怎么去做。

那么，你必须站在一边，让你的丈夫找到他自己的方法。你的丈夫安慰宝宝、和宝宝玩耍的风格会和你的不一样，此时你冲上去抢过宝宝的欲望会非常强烈。但是，如果你总是护着宝宝不让你的丈夫碰，他又怎能学会照顾宝宝？更不用说培养什么信心了。如果看到宝宝在爸爸臂弯里紧张不安，你不要去管，让他们自己找到解决问题的办法。如果宝宝开始变得更为烦躁，而此时当爸爸的也开始沮丧起来，那么你就必须过去帮忙了，只是方式要得当，不要指责丈夫缺乏照顾宝宝的能力，而是换个角度想，"宝宝可能是饿了，我看看他是不是想吃奶了"。

给丈夫足够的机会学习照顾宝宝。给宝宝喂奶后，将宝宝递给丈夫，自己可以去冲个澡或者长时间地泡个澡。让丈夫带着宝宝到家的附近去散散步。每天丈夫照顾宝宝时你可以拥有一些属于自己的时间，你也需要有自己的时间。

宝宝有时不愿意长时间和爸爸在一起。要让丈夫知道他不必介意，这不是他的错，也不要为此而远离宝宝，宝宝喜欢爸爸在附近，只是不要距离他自己太近就好。有时宝宝会非常愿意到爸爸的新鲜怀抱里去，你也会惊讶于丈夫安慰宝宝的独特方式：爸爸在宝宝面前表现得就像一位英雄，你此时对丈夫也会钦佩不已。

母乳喂养有时似乎是爸爸与宝宝亲近的障碍。因为你在承揽全部的喂养任务，这占去了宝宝一天的大部分时间，爸爸可能会感觉没有其他什么重要的事情需要他去做。他可能会因此想要给宝宝喂奶粉从而加入到照顾宝宝的任务中来。不要同意他这么做，你可以让他帮忙做其他事情。爸爸可以承担起给宝宝洗澡、为宝宝拍嗝排气或者在宝宝烦躁需要安静下来的时候抱着宝宝走走的任务。大多数爸爸不想晚上照顾宝宝，但是如果你的丈夫渴望参加，你可以让他帮着在凌晨给宝宝换尿布以及拍嗝。甚至还可以让丈夫抱着睡着的宝宝，呼吸贴近宝宝的脸，专注地看着他，免得把他放在婴儿床上时凉凉的床垫使他醒来，这样爸爸的作用也就显现出来了。

如果丈夫在小时候很少得到母亲的照顾和母爱，看到你给宝宝喂奶时与宝宝的亲近，他可能会感到嫉妒。如果这是丈夫的痛处和敏感之处，他需要努力克制他的情感，以免给你的生活增加压力。嫉妒的爸爸可能会导致新妈妈因为专注于照顾宝宝而产生内疚感，并且对自己作为母亲的本能和反应迅速产生怀疑。如果这种情况发生在你和丈夫身上，与其他人谈谈此事，帮你分析分析这种情况。产科专家和朋友就是很好的交谈对象。然后可能你唯一需要做的就是开诚布公地、充满理解和关心地与丈夫谈谈。丈夫一旦知道你理解他的内心感受，他可能就会得到安慰和释怀；如果不能，他可能需要找专家咨询，帮助他适应现在的新角色。毕竟，无论是初为人父的丈夫还是初为人母的你，都需要对生活做出重大调整。

把自己对宝宝的了解告诉丈夫，为丈夫提供有用的信息，或许可以从宝宝的角度给丈夫提供建议，例如："宝宝喜欢被立起身抱着，头靠在你的肩上。""宝宝今天做了很多事情，一定累坏了！"比起"你别那样抱着他！"

或者"不行，怎么能带他去超市呢？！"丈夫会感觉好受多了。新爸爸和新妈妈一样敏感，对他们不停地指责和唠叨以及居高临下和强势的态度，会使他们感觉在照顾宝宝方面无能，感觉自己被排斥在外、被孤立了。

和丈夫讨论育儿方式，使你和丈夫能够共同承担照顾宝宝的责任。丈夫们通常不会热衷于阅读那些育儿书籍和杂志，他们更多地依赖妻子直接告诉他们最需要做什么。一定要让丈夫知道快速回应宝宝发出的需求信号多么重要，这会帮助丈夫明白你为什么每次宝宝哭闹的时候都会"跳起来"去回应，同时有助于鼓励丈夫多注意观察宝宝发出的信号。如果丈夫能够明白你这样做是在为宝宝自我意识和自我信任的形成打基础，那么他就会更有耐心，不介意谈话经常被打断、吃饭时间推迟以及晚上不得不经常从香甜的睡梦中醒来。

在产后最初的几周，你需要丈夫帮忙照顾宝宝的同时还要照顾你。你要直接告诉丈夫你的具体需要，否则他会不知道怎么照顾你。男人较之女人不擅长读懂人的心思。你的丈夫可能会在你成为宝宝的妈妈后对你变得完全不了解，因此，你要帮他走出这样的困境。在你给宝宝喂奶的时候，让丈夫给你递过来零食或者给你倒杯水。对丈夫说厨房太乱了，你快受不了了："请你把碗刷了好吗？"建议丈夫去跟婆婆说，你的奶水很好，医生建议你给宝宝喂母乳，你现在真的不需要她的任何挑剔和指责，你多谢她了。

在宝宝刚出生后的几个星期，开口求助会让你感觉难为情。因为我们是21世纪的女人，我们相信我们自己能够解决一切问题，我们也是这么被要求的。我们在丈夫面前设置一道坚固的防线，因为我们想要得到他们的尊重和钦佩，而这样做的结果就是，我们自己咬牙硬挺着，心里却暗自怨恨丈夫不出手相助。我们拼命树立起自己坚强能干的形象，我们自己却成了这一形象的牺牲品。放下一点自尊和戒备，将自己心里的感受和需要告诉丈夫。丈夫只有知道了自己该做什么才能够过来帮你的忙。要让丈夫知道，你需要他尽可能地抽出时间来帮忙；告诉他只要他人在你身边，就是对你很大的帮助。

总之，告诉你的丈夫你多么需要他的帮助。分娩时告诉他你需要他陪在身边。大多数女人意识不到，分娩时如果丈夫能够在身边，充满爱意地抚摸自己，或者用他有力的手稳稳握住自己的手，会是多么大的鼓励。适时地表扬一下丈夫逐渐增长的育儿技能，告诉他宝宝所有回应爸爸的方式。现在培养起有效的父母共同哺育宝宝的模式，在未来的岁月里一切情况都将大为改观。

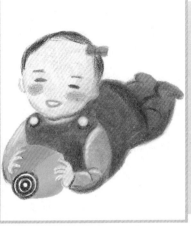
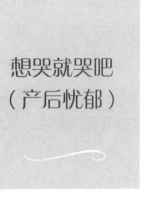

16

想哭就哭吧
（产后忧郁）

"你看你生了个多么漂亮的宝宝！你怎么还哭了？"

没有哪个生过孩子的妈妈会问以上问题。产后最初的几周出现剧烈的情感波动很正常，那么有时不妨就哭出来。你的生活在发生了剧变，你已经接过了一项新的重大责任，为担此重任你甚至都不能睡一个囫囵觉。

明白产后忧郁的原因很重要。"产后忧郁"是指在产后最初的几天或者几周情感脆弱的新妈妈产生的低落情绪。如果你能够明白导致产后忧郁的原因，你就能够更好地理解你身上到底在发生什么事情。你不是在失去理智或在发疯，你是在对所处的压力环境做出反应。

产后忧郁的首要原因就是在结束妊娠期初为人母之后的身体现状。你的身体在短时间内经历了巨大变化：妊娠期分泌的激素此时骤然下降；催乳激素（促乳素）突然上升。一旦你的身体开始适应这种新产生的激素，你的情绪和身体感受也将稳定下来，但是在这些变化发生的过程中能够导致你阵阵突如其来的想哭的感觉。

另外一个原因可能是你刚刚接受了剖宫产或者会阴切开术，缝合的伤口还在痛，使你感觉不适，这会导致你应对情感压力的能力下降，也会导致你在哺乳过程中出现问题（比如乳房充血或者乳头剧烈疼痛）时身体承受力下降。另外，缺乏睡眠，甚至通常的睡眠习惯发生了变化，也会影响到你应对困难的能力。为应对这些困难，新手妈妈需要得到更多的关爱和更好的照顾，而不仅仅是拍拍她的肩膀安慰她或鼓励她说："快振作起来！你能行的！"

有些妈妈在经历了分娩过程的情绪高涨和激动之后，紧接着会感觉到某种"意料之中"的失望。生宝宝之前，你已经为宝宝降生这一时刻计划和准备了好几个月；生完宝宝之后，你从九霄云外的极乐心境突降至地面，感觉若有所失或者极度失望是预料之中的事。是的，当然，你现在有了自己的宝宝，但是正如宝宝降生使你产生极度美好的感觉一样，紧接着日复一日哺育宝宝的过程会使你又产生了另一种极端情绪——极度失望。因此，即使你现在怀抱着这个你为之做了全方位准备而出生的小宝宝，你可能也会感觉有些失望，进而你又可能会为自己产生这种失望情绪而自责。这是你未曾预料到的。

以上又会引出导致产后忧郁的第三个主要原因，即想要成为母亲的愿望和成为母亲之后的现实之间的差距。我们的文化为我们描绘了一幅人们心目中理想的满怀慈爱的妈妈头顶色彩缤纷光环的美丽画卷，但是却为帮助我们实现画卷中这一理想的母亲形象做得很少。一页页地翻看家里摆得到处都是的育儿杂志，杂志图片上的女人看上去疲倦吗？筋疲力尽吗？即使是一幅画有一位已经当了妈妈的看上去满腹忧虑的插图，用以烘托一篇关于新生儿母亲遇到的某种典型难题的文章，插图中的女人也会身体摆着造型，身穿干净整洁的衣服，肩膀上没有被宝宝吐上奶，胸前也没有乳汁外溢；她的发型看上去漂亮极了，或者至少头发是干净的；所穿衣服不仅合体，而且还能把她的体型衬托得更美。你现在看上去像她们这种状态吗？

此外我们的文化还要求当妈妈的能够敏锐观察宝宝的需求并迅速给予回应。这些小家伙只会吃了睡，睡了吃！照顾起他们来会有什么困难呢？而且所有当丈夫的又都那么忠诚顾家，那么善解人意，不是吗？有了宝宝之后的生活现实从来都和我们过去想象的不一样。即使有的父母生宝宝之前已经从有宝宝的家人和亲戚朋友那里了解了许多关于生宝宝之后的生活，在自己的宝宝出生之后他们还是被"吓了一跳"。正如面对生活中发生的许多其他事情，人们通常愿意相信只有别人才会出现问题。

如果你在产后最初的几周有时会出现焦虑或者沮丧情绪，你首先需要做的就是正确认识和接受这些情绪，不要因为有这样的情绪而责备自己。大多数新生儿母亲，不管她们曾经多么想要有一个自己的宝宝，也不管她们多么善于照顾自己的宝宝，都会有怀疑和焦虑的时候。之所以现在感觉焦虑，那是因为你想成为一个好妈妈，那是因为你爱宝宝，想要给他最好的。而片刻的自我怀疑能够促使你更加努力地成为一个宝宝所需要的妈妈。对自己说你会成为一个很好的妈妈，并且提醒自己，成为好妈妈不是超人才能做到。你是宝宝唯一的妈妈，宝宝认为你这个妈妈好极了。

逐渐适应为人母的感觉需要时间。你需要时间读懂宝宝发出的各种需求信号，需要时间使自己的身体逐渐适应供给宝宝食物的这一新角色，需要时间等待宝宝长大一点才能对你为他所做的一切表示一下感激。另外你也需要时间重新发现做了母亲的自己，并且在产前的期望和产后的现实之间进行一些必要的思想调整。

　　同时，照顾好自己。这意味着你在一段时间内需要其他人帮助你处理一些照顾宝宝之外的家里的事情，或者干脆放弃一些事情。你的精力应该投入到宝宝和自己身上。要放松；不要因为家里落满灰尘而焦虑。请朋友帮忙做饭给你吃，必要时也可以吃一些有营养的零食和外卖。吃得要好，但吃法要简单。以鸡肉三明治搭配一盘粗粗剁碎或切碎的生蔬菜吃，外加一个苹果作为甜点，营养含量不亚于一顿感恩节大餐。

　　注意你的外在形象。你不必看上去光彩照人，魅力四射，也不必每天化妆打扮，但是你一定要看上去使自己感觉舒适。去理发店理个发；让宝宝的爸爸或者一位朋友同去，以帮忙抱一下宝宝。买些既合体又方便给宝宝喂奶的新衣服来穿。不要因为妄想着能够很快恢复到产前的正常体型而迟迟不买新衣服，否则你每一次打开衣橱的时候都会感觉沮丧。

　　到户外去做些运动。注意：我这里的意思不是让你定期去做高强度的有氧健身运动，也不是让你每周两次带着宝宝去参加所谓的母婴一起的亲子运动课（虽然你也可能会喜欢这样的活动）。我的意思是，每天用背巾"背起"宝宝，使宝宝紧紧依偎在自己怀里，然后走到户外去散散步，时间不少于一小时。除了隆冬腊月等寒冷恶劣的天气，其他时间都适合这样带宝宝出去。这是使烦躁不安的宝宝悠然入睡的一个非常好的办法；下午这样出去走走，还可以借以避免待在家里哄宝宝入睡的困难。

　　另外，和新生儿宝宝一起闷在家里一整天还容易使你产生精神压力，你需要有成年人的陪伴。那么，"背起"宝宝到其他地方去。也可以请朋友到家里来陪你。还可以参加当地妈妈们举办的一些聚会，或者去参加你所在社区举办的其他一些母婴活动。通过这样的方式与人聊聊天，之后你的精神就会振奋好几天。

　　有时产后忧郁情绪会发展为产后抑郁症的全面爆发，此时就需要去看专家进行专业治疗了。如果你出现焦虑、失控、没胃口、失眠、意识模糊或精神错乱、身体反应迟钝或者有极大的恐惧等症状，请抓紧时间就医或者咨询产后抑郁症专家以寻求帮助。产后抑郁症治疗期间，不要与宝宝分开，也不要被迫给宝宝断奶。如果你得到的是与此相反的建议，那就再去找别的医生或专家。

新妈妈们，如果你们是在经历了一波又一波产后忧郁情绪而"幸存"了下来，那么现在让我来告诉你们两个我所知道的有关新妈妈的秘密：第一，一些妈妈们不愿意动摇和粉碎"超能力妈妈"的神话，即使在需要帮助的时候，她们也很少寻求帮助；因此除非妻子要求，否则丈夫们通常认为他们的妻子不需要任何的帮助。所以，让你的丈夫来帮助你，而且交代给他的事情一定要具体，把你需要他做的事情列一个清单出来。第二，新妈妈们需要休息一下的时候，她们通常不愿意把宝宝交给丈夫来照看，除非已经证明爸爸具有照看宝宝的能力。但是，许多当丈夫的也因此从来没有机会证明自己。下面是我在诊所里经常看到的一幕：妈妈抱着一个不容易满足的宝宝，妈妈如此尽心尽力地照顾宝宝，以致很少或者根本不给自己留余力。妈妈筋疲力尽之时，宝宝的爸爸试着过来接过宝宝，但是妈妈总是不放心地在爸爸的身边转来转去，随时准备在宝宝将要开始哭闹的千分之一秒内出手"营救"看上去笨手笨脚的爸爸抱着的宝宝。所以，在丈夫抱着宝宝时，你不要老是在他的身边转来转去，让你的丈夫知道你对他放心，能够让他照顾宝宝一小会儿。只要能够给爸爸和宝宝了解彼此的时间和空间，他们就会相处得不错。而同时你的忧虑也会减少，因为你相信丈夫是你心目中身穿锃亮铠甲的骑士，能够在你需要休息、"充电"的时候，随时接过你怀中襁褓里小小的宝宝。

——比尔

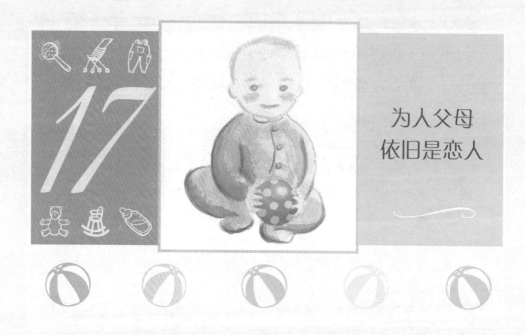

17　为人父母
依旧是恋人

　　宝宝的出生不是你和丈夫之间浪漫的结束，只是你和丈夫之间的关系会因此而变得较为复杂。

　　因为你们扮演的角色增加了：除了丈夫和妻子，你们现在同时还是宝宝的爸爸妈妈。你们工作不再是仅仅为了养活自己，你们不但要为自己和宝宝赚钱，还要同时照顾宝宝。你们肩上有担子了！你们开始意识到你们已经不仅仅是夫妻，你们还是一个家庭了。

　　这些变化发生在男人身上和在女人身上，方式和程度各有不同。目前，较之作为一个妻子，你可能将注意力更多地投入到母亲的角色上。这是很自然的，也是可以理解的。宝宝和你身体分泌的激素共同作用，推动着你向着这个方向努力。然而你丈夫的体验可能和你的不同。即使他也非常投入地照顾宝宝，他也很可能不如你能够时刻觉察出宝宝发出的每一个动静或者信号。他作为宝宝的家长可能更为操心的是其他一些事情：付房租、为宝宝积攒上大学的学费以及努力成为一个宝宝为之自豪的人。但是于你于他这一时期都在发生着巨大的变化，正如你需要他的支持和肯定，他也需要你的支持和鼓励。

待到你们和宝宝很好地熟悉和了解之后，你和丈夫就会重新亲密起来，互相交流、爱抚，感受着彼此的温暖和爱。在这之前，你满足宝宝的需要，宝宝也回馈你美好的感觉。你的丈夫却因此可能感觉被排斥在你和宝宝的这种"小圈子"之外。他没有你通过哺乳与宝宝建立起来的那种生理感应基础上的亲密，他对宝宝的需求的回应可能会表现迟缓，不能像你一样很快培养起对宝宝的那种本能和直觉，他因此不能很快从照顾宝宝的过程中得到回馈、收获快乐。他还可能感觉被排除在你和他的亲密关系之外，因为没有生宝宝之前，你们夫妻二人时能够做许多可以加深你们夫妻之间感情的事情，而此时你们却没有时间做这些。此时你和丈夫可能都会感觉累得要死，也很可能会感觉双方都有点脾气暴躁。在妻子刚刚结束了漫长的妊娠过程又经过了分娩期过后，若再要求与她进行性生活似乎太过分，尤其是当自己的妻子已经成为某个人的妈妈之后，当丈夫的甚至都不确定是否还认得她！

丈夫需要与妻子之间的性生活和身体亲密。他们需要与妻子之间的浪漫，或许比女人更为需要。他们需要结婚之后作为丈夫的自我价值得到赏识和肯定。新妈妈通常不容易觉察到这些男人的需要，但是这些需要对男人很重要，如果你想宝宝在成长的过程中既有妈妈，也有爸爸，那么你最好重视丈夫的这些需要。

在宝宝出生之后的最初几个月，要想保持夫妻之间的浪漫和亲密需要双方做出特别的努力。女人们在这一时期通常对性生活不太感兴趣（有的人例外）。一个原因是体内激素问题。在哺乳期间，你的身体会时刻提醒你，你刚刚有了宝宝，再想要下一个宝宝时间还太早。从精神上来说，你过多地把精力投入到与宝宝的关系上，很难再有剩余的精力给别人；而从身体上来说，你感觉太累，并且对自己产后的身体状况还有点没把握。在这一时期对性生活缺乏感觉，你可能也会对此感觉不适应，这是正常的，很快就会过去。因此，如果你对丈夫的性生活冲动不能像以前那样做出回应，别惊慌，你并没有失去对丈夫的爱，你甚至还没有忘记如何使自己更性感；你只是在经历一个特殊时期而已。

然而，在这一时期你的丈夫却和你的感觉不同步，因为他没有以上所有的状况。他需要你，并且想通过与你的性生活增强信心。

那么你现在该怎么办？首先，和丈夫谈一谈。告诉丈夫你现在的感受，并且对他解释说，你对性生活不如从前感兴趣不是他的错，使他相信问题只是暂时的。告诉他你需要他的拥抱、爱抚、体贴，这样就可以保持你们之间的亲密感觉，并且告诉他你非常感激他为你和宝宝所做的一切。

然后更进一步，尝试一下性生活。你不一定必须有了性冲动之后再进行性生活，也不一定多么享受性生活。在你认为重要的事情当中，可能进行性生活的排位会比较靠后，不过一旦你能够放松（可以试试使用按摩油按摩一下后背），并且将其他事情，包括你的宝宝，先暂时放在一边，你很可能就会愿意尝试一下。学会如何暂时放下做母亲的感觉，找回爱人在你心中的位置，这可能需要花费点时间，不过你能行的，尤其是你可以和丈夫进行得慢一点，彼此多照顾对方的感受和需要。

为进行性生活，你可能还必须解决一些实际问题。一旦有了宝宝之后，进行性生活需要某种程度的"偷偷摸摸"，尤其是在宝宝和你们睡在一张床上的时候。如果可能，先抱起宝宝，喂他吃奶，然后让他前半夜先睡在婴儿床上。

或者和宝宝一起躺在床上，喂他吃奶，哄他睡着，然后踮着脚轻轻走出卧室，到家里其他某个适合的地方去。如果乳房容易溢奶，可以在身边准备一条毛巾，因为无论是在哺乳期间还是在性生活期间，你的体内都会分泌控制泌乳反射的催产素。可以涂抹水溶性润滑油以缓解产后阴道壁的干燥。尝试几种不同的做爱姿势，从中找到一种适合的姿势，以防止仍然感觉敏感疼痛的缝针处或撕裂处受到压迫。如果你怕晚上感觉太累不想要性生活，可以提前在白天宝宝睡觉的时候自己也跟着打个盹。较之收拾得干净整洁的厨房，你的丈夫很可能更需要一个愿意与他做爱的妻子。

要继续制造浪漫，使你和丈夫的性生活从中受益；浪漫还能使你们在一起的时间更愉悦。要特别安排你们两人在一起的时间。计划一些外出"约会"时间，即使约会时必须带上宝宝。灯光柔和朦胧的饭店非常合适，也方便喂奶。尽量早一点去或者晚一点去。点菜期间使宝宝醒着，然后给宝宝喂奶，哄宝宝在主菜上来之前睡着。使宝宝睡在你的怀里（或者将他放在你旁边的婴儿座椅上），你们一边慢慢吃菜，一边注视对方的眼睛，就像你们以前约会时那样。现在就开始行动，趁着宝宝还小，带上宝宝出去吃饭，否则等到几个月过后，宝宝已学会见什么抓什么，到了那时再出去吃饭就不那么轻松了。

你们还可以在家准备特别的晚餐。把灯光调暗，取出蜡烛点上，这样你们就看不到墙角的灰尘了。你们可以一起制作简单的晚餐，或者叫来外卖，在享用之前先盛在盘子里放进微波炉重新加热一下。放点音乐。若使宝宝也参与进来，你们就不必担心他醒来后哭闹破坏你们的浪漫情绪了。你们可能因此需要轮流进餐，不过没关系，关键是你们俩能够在一起，享受彼此的陪伴。谁又知道接下来你们会做些什么呢？

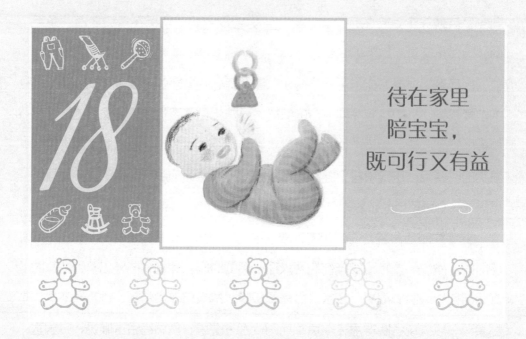

18

待在家里
陪宝宝，
既可行又有益

　　当今，谈及新生儿妈妈是否需要工作的问题，就仿佛是走在雷区，到处都是陷阱，你必须找到安全的落脚处，免得被炸得粉身碎骨。如今人们在说：家庭需要收入，妈妈需要激情和动力，宝宝会因此更加独立。这些说法都在支持现代女性休完产假之后回去工作的新趋势。我下面的建议却是与你听到的以上说法不同。

　　与上面的说法相反，我要讲的重点在于你和宝宝之间逐渐形成的亲密关系。你在教给他情感，相应的，他也在教给你很多东西。他在学会信任你，告诉你他的需求，他也在学习如何保持内心的平静和快乐。你在学会理解他的语言，学会信任他所发出的信号，以及找到你对宝宝给予和付出的快乐。这些学习内容似乎无穷无尽，构成了你和宝宝之间相互信任、相互尊重的关系形成过程的一部分，使得你今后的育儿之路更加容易，也更加快乐。

你和宝宝之间的这种亲密关系不是一朝一夕能够形成的，也不是能够自动形成的，它需要时间。你和宝宝必须在一起才能相互学习。另外，与成年人不同，成年人能够规划对彼此有意义的时间，通过一起出去吃饭、约会或者周末一起懒洋洋地睡上一下午来增进彼此之间的感情；而宝宝情感的形成完全是随时的、自发的。你甚至不能够告诉他"保持那种感觉"几分钟。你必须在那时那刻做出回应，否则你和宝宝都会丧失掉感觉。

出去工作的主要问题并不在于和宝宝在一起的时间长短和质量的关系问题，甚至也不在于是否容易找到能够照顾好宝宝的人选，问题在于如果你一天的大部分时间不能和宝宝在一起，你和他之间的相互接触和了解的时间就会少，你和他会因此错过许多学习和发现彼此的时刻。当然，在宝宝还很小的时候就回到单位上班并不会减少你对宝宝的爱，但是，你会因此不能够和不上班与宝宝在一起时那样全面了解他，不能实现"我完全知道你在想什么"，而如果你每天将大部分照顾宝宝的事情交给某个替代你的人来做，你还会因此缺乏当妈妈的经验。

当然，不出去工作也不能保证你和宝宝之间形成亲密关系。你有可能整天待在家里，但却因为许多其他事情分心，这同样会干扰到你和宝宝亲密关系的形成，如埋头做各种各样自己的事情而让宝宝待在婴儿床上或者游戏围栏里，任由宝宝哭闹。相比之下，你重新回去工作，虽然工作时与宝宝分开，但你可以想方设法充分利用好你和宝宝能够在一起的时间，例如，继续母乳喂养宝宝，"背宝宝"，陪宝宝一起睡，等等。不过，要做到这一点需要你自觉付出努力，由此你同样可以培养起自己对宝宝需求的敏锐观察和理解能力。只是也许结果只会使你发现，宝宝最为需要的是能够更多时间和你在一起！

有许多方法可以使新生儿母亲既能挣到钱，同时又能待在宝宝身边。有相当数量的女人们找到了其他解决问题的办法，例如，把工作带回家，在家里做生意，找允许带着宝宝去上班的工作，在家同时照顾其他忙于工作的母亲送来的宝宝，等等；或者，节省家庭开支。

"可是，总这么待在家里我会发疯的！"除了薪水，工作能够满足人的许多其他需求。通过工作，你能够结交工作上的朋友，能够使生活更有序，能够明确生活目标，能够接受挑战，能够随时了解周围世界里发生的事情。没错，在家开始一种新的生活需要付出努力，不过，并不是没有其他办法解决在家的苦恼。不要想当然地以为你"不适合"作为全职妈妈在家带孩子，做"全职妈妈"没有固定的模式，没有所谓的适合和不适合。我们每个人都在以适合自己的性格和需要以及适合宝宝需要的方式，进行着我们作为妈妈的"事业"。如果你对自己为人母的能力不自信，如果有时你认为宝宝被有经验的人照顾可能会更好，那么这只意味着你和宝宝需要更多的时间在一起，而不是更少。认真思考一下这个问题，先做一下全职妈妈试试也无妨。

如果你不得不重新回去工作，那么尽可能地利用产假结束前的时间，以便你和宝宝之间有时间相互适应。你和宝宝需要利用好这几周或几个月的时间增强彼此之间的情感，而不是用来使彼此习惯分开的感觉。

你会很难接受把宝宝交给其他人照顾，这是出于本能的很自然的事情。你越是喜欢一个人，你就越想和他在一起；母亲和宝宝之间的关系也不例外。不要担心与宝宝之间形成这种互相依赖的关系，不管你是回去工作还是待在家里做全职妈妈，宝宝喜欢和你在一起是件好事，要多加鼓励和支持。

19

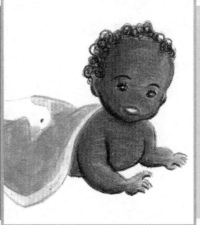

即使回去工作，
你仍然是
宝宝最需要的人

如果你必须回去工作，那么，如何才能使你和宝宝在一起的时间最大化，从而将你和宝宝受到的压力降至最低呢？

现在能做的就是最好先暂时忘掉你产假后就要回去工作这回事，尽最大可能利用好这一段时间，使你和宝宝之间相互适应。你和宝宝应该利用好产假时间，彼此亲密，而不是用来习惯分开的感觉。让爱在你和宝宝之间自由传递。根据宝宝传递的信号给宝宝哺乳，使他昼夜都在你身边，真正享受彼此在一起的快乐。

当然，当你脑子里想着产假后就要回去工作的事时，你很难暂时忘掉工作这回事。所以，你最好提前将一些事情安排好，甚至最好在宝宝出生之前就安排好（如给宝宝找个好的保姆或安排好家人来照顾宝宝），以便你能够暂时忘掉将要回去工作这件事。你可以提前决定什么时候开始给宝宝喂奶粉（本书后面还有相关内容），然后到时一周一次或者两次亲自给他喂奶粉，以免你产假结束后保姆给他喂奶粉时他对奶瓶有恐惧感。

注意所找的保姆或家人要能够明白你的育儿方式，能够和你一样多抱着宝宝（甚至可以用背巾背着宝宝），并且在宝宝哭闹时给他安慰。虽然你想要成为宝宝最喜欢的照顾他的人，但是在你不能在身边的时候，他需要能够信赖替你照看他的人。

这样做看上去似乎是为宝宝着想：现在你开始注意避免宝宝只需要你，不需要别人，从而使宝宝做好准备能够和你分开。但实际上这样并不好。现在与宝宝建立起亲密情感，才有助于宝宝顺利度过你不在他身边的时间。他会想你，有时也会因为你不在他身边而伤心，但他的这种对妈妈的强烈情感对他的情感健康发展非常重要。

为此，作为宝宝的妈妈，不要让将要离开宝宝的想法阻碍你现在全心全意爱宝宝。照顾宝宝需要妈妈全身心投入。不要以为你的生活中只有一小块地方属于宝宝。有许多女人，直到育儿过程过半，还在低估增强母子亲密关系的重要性。直面宝宝对你的情感依赖有些时候确实很"吓人"，因为你必然同时想到自己以后若要离开宝宝会多么难。为解决这一难题，一种办法是与宝宝保持一定的距离，避免自己对宝宝的感情太过投入，但是这种办法会阻碍你的育儿技能，阻碍你完全地了解宝宝。不要担心你与宝宝之间的健康的情感依赖。借助于你对宝宝的情感的力量，你才能够有能力应对以后照顾宝宝过程中出现的各种难题，甚至还能够有余力应对你生活中的其他问题。

在需要为回去工作做准备的时候，想办法工作后继续保持和巩固与宝宝之间的亲密关系。可以继续母乳喂养，以便能够保持你与宝宝之间的生理感应，同时保持你对宝宝的情感。这一办法看上去似乎颇费精力，尤其是在宝宝不足6个月的情况下，因为有时你需要在工作期间泵出母乳，以便在你不在宝宝身边时宝宝仍有母乳吃。不过，即使费力，这样做也非常值得，在白天工作期间泵出乳汁，可以使你借机想念宝宝（可以看着宝宝的照片，这样有助于你放松，从而使乳汁更容易涌出），并且因此想到你在给宝宝提供最好的营养而感到满足。

　　而对于宝宝来说，能够继续吃到母乳可以使他感觉到妈妈对他的特殊意义。虽然替你照看宝宝的人能够给他喂奶粉，为他换尿布，在他哭闹时安慰他，并且可能也会真心爱他，但是，只有你能够通过母乳喂养宝宝给他最美妙的亲近感和满足感。在结束了一天的工作回到家后，给宝宝喂奶是一种庆祝你和他"重聚"的绝佳方式。你和宝宝都需要先充分享受你抱着他坐下来只专注于彼此的这一时刻，至于晚饭或者晚上需要干的杂活，之后再去考虑也不迟。

　　你需要在回去工作前几周就开始泵乳，储存在冰箱里（如果宝宝出生后的最初几周乳汁过于充沛，还可以更早开始泵乳）。这样早早储备好乳汁，能够消除你不适合喂宝宝母乳或者宝宝的需求变化导致宝宝吃不上母乳时的忧虑。尽量在一大早宝宝还未醒来时泵乳，或者在早晨和中午之间泵乳，避开宝宝要吃奶的时间。如果一开始能泵出的乳汁较少，不要惊慌，你很快就能学会泵乳的技能，而且到了真正需要在上班期间泵乳以代替亲自哺乳时，你能够泵出的乳汁会更多。我建议你可以买一个电动泵乳器，以便有效泵出乳汁，同时也能够最大限度地使自己放松。

　　接下来的问题是，是不是从一开始就需要让宝宝熟悉和习惯奶瓶呢？不可以。如果在宝宝还在学习如何"吃妈妈的乳头"的时候就让他去适应"人工乳头"——奶瓶的奶嘴，结果只能会导致他"对乳头的困惑"，还会导致他出现其他问题。所以，最好等到宝宝大约4周大的时候（如果你的宝宝不容易学会

"吃妈妈的乳头"，学习"吃奶嘴"的时间还要再延后一些）再尝试让他吃装在奶瓶里的母乳。待到必须教宝宝学习"吃奶嘴"时，不要担心，试着使用奶瓶给宝宝喂母乳的过程变得有趣好玩。首先，不要在宝宝饿的时候教他吃奶瓶里的母乳，不然他会很生气。其次，教宝宝吃奶瓶里的母乳时，注意奶嘴和瓶里的奶要温。另外，宝宝学习吃奶瓶里的母乳的时间要短，一开始的时候只需让他吮吸几口就可以。教宝宝学习吃奶瓶里的母乳可能需要花费一些时间，宝宝可能会不愿吃，因为他知道"真正的乳汁"就近在眼前。如果因此尝试几次之后宝宝仍然不愿意吃奶瓶里的奶，你可以将这一任务交给家里的其他人，不过这个人需要能够镇定，有耐心，也有经验。在宝宝愿意吃奶瓶之后，也没有必要每天都用奶瓶给宝宝喂奶；只需一周"练习"一次或两次，宝宝就能够灵活应对奶嘴和乳头之间的转换了。

在产假即将结束之时，你可能感觉还没有做好去上班的准备，可能想要向单位申请产假延期。有些单位的老板能够理解新生儿母亲的这种心情，但有的老板就不那么体谅人了。此时的你会感觉问题比较棘手，因为你既需要专心工作，达到老板的要求，又需要全力投入照顾宝宝，要在这两者之间找到一个平衡点会比较难。此时你在为自己和宝宝着想的同时也需要尽量站在老板的角度看问题。不过，无论如何要记住，你在老板面前必须首先明确你以及宝宝的需要。

有许多妈妈很聪明，她们会选择在周四开始回去上班，而不是传统做法上的周一。这样她们就能够在开始工作仅两天后就迎来周末两天的休息时间。如果可以，开始一段时间内先不要全天上班，这样你和宝宝都会感觉轻松些。可以选择周三请假，以便能够在一周的中间得到一些休息和放松。每天工作6个小时，而不是8个小时。把未完成的工作带回家，边在宝宝身边陪伴他边完成工作。

在家的时候，把宝宝的需要放在每天日程安排的第一位，之后再去考虑打扫房间和其他杂活以及其他日常事务。随时"背宝宝"，陪着宝宝一起睡，并期待宝宝夜里需要你喂奶（这会有助于保持你的奶水充足），因为你白天一整天都没和他待在一起。宝宝晚上入睡可能很晚，就为了能够和你在一起。告诉保姆你愿意让宝宝在白天多睡一会儿，这样你在傍晚下班回到家后就能够享受到宝宝更多时间的陪伴。除了工作，做其他任何事情的时候都带着宝宝。推掉其他需要花时间做的事情，因为现在的你既要工作，又要照顾宝宝，已经是忙得不可开交。工作之余你能够与宝宝在一起的时间越多，你和宝宝的情感就越亲密。

　　若能够在回去工作之后坚持母乳喂养宝宝，不仅对宝宝有利，你自己也会因此受益。下班回家与宝宝"重聚"后把宝宝抱在怀里给宝宝吃奶是你和宝宝再次亲密的一种绝佳方式。许多妈妈还会发现，在辛苦工作了一天非常疲惫地回到家里，坐下来，把宝宝抱在怀里给他喂奶，可以使身心得到放松。在一天的工作结束之后，母乳喂养宝宝能够使你的体内自然分泌那些使你身心放松的激素，从而使你得到你需要的放松。我仍然能够记得我的妻子玛莎和我当初是如何应对既要工作（当时她是护士，我是实习医生），同时又要照顾我们的第一个宝宝吉姆的困境的。我仍然记得当时我每天忙于送吉姆到玛莎工作的医院，以便玛莎能够利用工作休息时间给吉姆喂奶的情景。如果你真正相信母乳喂养宝宝非常重要的话，你就一定能够找到回去工作后继续母乳喂养宝宝的办法。

　　　　　　　　　　　　　　　　　　　　　　　　——比尔

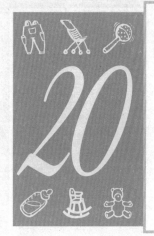
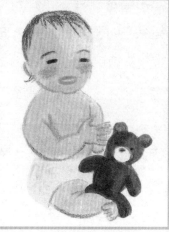

20

有些宝宝
"要求高"
（"高需求" 宝宝）

　　有些宝宝容易照顾，也有些宝宝"要求高"，需要父母多满足他们的要求，得不到满足就会"抱怨"。你很快就会发现你的宝宝是否要求高，如果是，他会很快使你筋疲力尽！

　　要求高的宝宝非常敏感，他在应对所有来自周围的刺激因素的时候似乎需要得到更多的帮助。他需要你每时每刻都抱着他；他需要经常吃奶；在你怀里睡着的时候，你一放下他他就会醒来；甚至他在睡着的时候似乎也需要接触到你的身体，似乎从来就不让你有休息的时间。

　　有这么一个要求高的宝宝，你育儿的感觉和心情可能会因此而改变。你曾经想象着有了宝宝之后小家伙能够安静地依偎在你的怀里，心满意足的样子，很是可爱；有了这个宝宝之后你才发现，你不得不抱着他一刻不停地在房间里来回走，要多累有多累；你特别渴望这个焦躁不安的孩子能够放松之后睡着，哪怕一两个小时也好。此时你会感觉宝宝远不如你想象得那么可爱，而如果你也像其他有这样的宝宝的妈妈一样，你就会容易因为有这样的想法而责备自己："我这是出什么问题了？""怎么能这么想呢？"

其实你什么问题也没有，你只是累极了。有些妈妈由于自己的性格和需求等原因较之其他妈妈更容易出现这种身心俱疲的状态，不要因此而感觉惭愧。但是，你必须因此意识到，为了在接下来的几个月你和宝宝都能够有活力地继续生活，你需要做一些调整和改变。

首先需要改变的是你对宝宝的认识和描述宝宝时的用词，如果你认为自己的宝宝"难照顾""很费心""脾气坏"，那么这些用词都说明你除了讨厌宝宝的行为表现之外，很是无可奈何、束手无策；你不妨换个措辞，"高需求"似乎更好。没错，用这个词的意思是宝宝对你是一个挑战，那么你有能力面对这一挑战、满足宝宝的高需求吗？

"高需求"这个词在形容宝宝时到底是什么意思呢？首先你需要想到的是，这个小家伙的高需求是出于他的需要，而且哭闹是他传递高需求信息的唯一途径。在高需求的宝宝表现烦躁而苦恼时，他这样做并不是因为他想要打扰他的爸爸妈妈，也不是因为他被宠坏了，更不是因为他小小年龄就已经在愤世嫉俗、在与生活抗争了，而是因为他需要某样东西。虽然这听上去是很显然的事情，但是当你无法明白宝宝到底需要什么时，或者当你感觉太累、再也受不了了的时候，你疲惫不堪的神经会使你"妄下"其他结论，你会因此认为宝宝一定是在"无理取闹""耍脾气"，根本不像你原来想象得那样除了可爱还是可爱。

恰恰就是在这种时候，你必须深刻理解"高需求"的含义。做一下深呼吸，并且记住，你在宝宝面前是个大人，你面前的这个小生命在告诉你什么，你需要认真倾听。他不是在你面前使性子，发生在你面前的也不是一场你必须打赢的心理战，照顾好这个宝宝是你的责任。虽然有时你时刻抱着他他也难于被安慰，但是至少在"内心深处"他知道，你就在他的身边，在安慰他。也请重新认真读一下妈妈篇第8章的内容，带宝宝去让医生检查一下，看宝宝是否身体状况良好，是否健康成长发育。

不要指望你自己就能够完全满足这样一位宝宝的高需求。接下来就是你作为"高需求"宝宝的妈妈所必须做出的第二项调整和改变：你需要帮助。你需要在自己的胳膊酸痛快要抱不住宝宝的时候，有其他人来伸出双臂接过宝宝；你需要有人帮忙做家务和其他事情，以免分散你照顾宝宝的精力；你需要情感上的支持，对你为满足这样一位"高需求"宝宝所付出的努力进行肯定，甚至能够理解你身心存在的障碍，了解由于这个障碍你很难识别和应对宝宝的需求。

你自己没有，你也就给不了宝宝。你的情感不能在有问题的情况下继续工作。如果你在独自照顾一个高需求的宝宝，感觉力不从心、内心悲苦、孤立无援，那么你很快就会有麻烦了。如果你不先照顾好自己，又怎么能照顾好宝宝呢？所以，让别人来帮忙。把你的问题跟丈夫、其他家人、朋友谈一谈。让某个人帮你抱着宝宝，你可以在浴缸里好好泡个澡或者到户外走走。重新阅读一下妈妈篇第6章的相关内容，集中更多注意力于寻求帮助并且一定要照顾好自己。不要总是想："为什么偏偏是我？"而是问一下自己："还会有谁呢？"上网搜索一下，或者通过咨询当地的国际母乳协会、专业教授、助产士或者儿科医生，你就会发现其实还有其他很多人也都有高需求的宝宝，其中有些人的高需求宝宝现在已经长大了。所以要记住，从现在开始的几个月，一旦你的宝宝能够自己活动的时间多了，情况就会有好转的。我相信每个宝宝对妈妈的依赖需求都是高的，只是有些宝宝对这一要求的表现方式更为强烈、超乎想象，"低标准"的照顾不会使他们安静下来。宝宝的这一高需求表现实际上对父母来说是一个"隐形的"福音（所谓隐形，是指父母从一般意义上不认为这是一个福音）；宝宝的高需求使得家里所有的人都能够高度敏锐地觉察并且极为迅速地回应宝宝的需求。那么，现在就找出家里的耐克运动服，让身体运动起来，抖擞精神，准备迎接你的高需求"福音"宝宝的挑战吧，只是，千万不要孤军奋战！

　　"高需求"宝宝教给我们的主要事情之一是让我们了解到什么是互相给予。我们给予宝宝的越多，宝宝也就回馈我们越多。有一位"高需求"宝宝的妈妈曾经坦诚地对我说："我的这个宝宝使我展现了最好的一面，同时也使我展现了最坏的一面。"虽然你的这位特殊宝宝可能消耗掉了你所有的精力，但是同时他也在帮助你提高育儿技能，这是你通过其他方式无论如何也无法做到的。

　　如果你有幸有一位"高需求"宝宝，在听取别人建议的时候一定要保持明智的头脑。要多听取周围那些能够肯定你的育儿方式的人的正面建议；而不要听取一些人给出的负面建议，也不要听取那些担心宝宝会因此被宠坏的人的建议。总之，不要听个别人的批评，因为除非他也有个"高需求"宝宝，否则他无法真正理解这种状况。

　　　　　　　　　　　　　　　　　　　　　　　——比尔

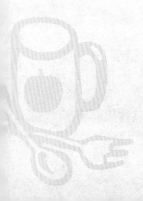

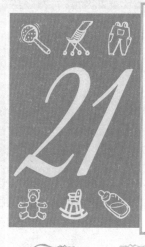
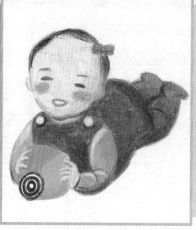

21

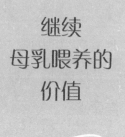

继续
母乳喂养的
价值

如果不是出于必要，就不要停止母乳喂养，一定要坚持！

大多数美国妈妈在宝宝只有6个月大的时候就给宝宝断奶了，有的更早，这样断奶时间太早。很少有哪位妈妈在宝宝1岁的时候还在坚持给他喂母乳。而理想的情况却是，母乳喂养要一直持续到宝宝不想吃为止，通常是在宝宝1岁多的时候。正如以前美国的一位主治外科医生曾经说的："我认为，直到2岁时还能吃到母乳的宝宝才是幸运的宝宝。"

你可能会很震惊："啊？！我无论如何也不能给宝宝喂母乳那么长时间。我甚至都不确定我是否愿意这样做。"

在长期的母乳喂养过程中，需要克服许多障碍和困难，其中有些障碍与不信任母乳喂养的方式有关，而有些与母乳喂养过程中感觉不佳有关。一旦你对这种育儿方式感觉适应和放松之后，就不会太担心何时该给宝宝断奶的问题。在你做出给宝宝提前断奶的决定之前，请从多个角度全面考虑一下你的这一决定是否正确和明智。

母乳喂养这一育儿方式下，妈妈和宝宝的需要与周围世界对他们的要求之间存在着冲突，这一冲突通常是导致妈妈做出提前给宝宝断奶决定的根本原因。因此，提前断奶并不是因为妈妈的奶不够吃，也不是因为宝宝不愿意吃母乳。除此之外，导致提前断奶还有其他原因，如对母乳喂养宝宝这一育儿方式的误解以及这一育儿方式不容易融入妈妈的生活方式等。

通过许多调查研究发现，关于为何给宝宝提前断奶这一问题，人们最经常给出的原因是妈妈奶水不足。但是只要是对母乳喂养有所了解的人，他们都会对这一回答感到不解和困惑，因为乳汁分泌是基于供求关系基础上的。正常情况下，只要宝宝含住乳头的方式正确，并且用力吮吸，宝宝需要多少乳房就会分泌多少，宝宝吮吸越多，乳房分泌的乳汁也就越多。不必等到感觉乳房充满乳汁之后再给宝宝喂奶。虽然有些时候你会感觉你的乳房内充满更多的乳汁，事实却是，乳房内的乳汁随时存在，乳汁分泌是一个持续的过程。

实际上，只有极少数妈妈和宝宝因为身体健康方面的问题而无法有效采取母乳喂养。那为什么还会有许多妈妈感觉她们的奶水不足呢？首先，作为刚刚开始喂宝宝吃母乳的妈妈，你必须首先学会信任你的身体和宝宝，而做到这一点并不那么容易，因为奶粉喂养宝宝时你可以亲眼看到宝宝吃了多少，不够时可以随时添加，这是最基本的数学计算，为此许多妈妈（包括一些健康专家）感觉更为放心。相比之下，母乳喂养宝宝时，你无法测量宝宝摄入了多少乳汁，你只能由着宝宝吮吸，直至看到他肚子鼓鼓的；然后等宝宝的肚子瘪下去的时候，他会再次要求吃奶。

　　而当你看到宝宝不断要求吃奶时，你对自己乳房的信任就会开始降低。你会很自然地想到，宝宝这是吃不饱、在挨饿；但实际情况很可能不是这样的。宝宝可能正处于身体的快速生长期，通常会有那么几天他会不断要求吃奶，以便补充身体所需的能量，同时也促使你的乳房分泌更多的乳汁。宝宝不断要求吃奶还可能是由于其他原因：因为他需要得到安慰；因为他感觉身体不适；因为他需要更多地与你亲近，以帮助他度过一些历时较长的身体发育阶段。或者，宝宝就是喜欢"少食多餐"，或者喜欢在"用餐"之后大约半小时"吃点零食"。因此，你不必把宝宝每次吮吸乳头的时间都看成是宝宝在"用餐"。

　　母乳能够完全融入宝宝的身体系统，因此较之奶粉能更快被吸收，而且吃母乳的宝宝也确实比吃奶粉的宝宝饿得快。不要误以为宝宝经常吃奶就是母乳喂养方式存在问题。有的育儿顾问认为婴儿正常情况下都应该是每3~4个小时吃一次奶，不只是吃奶粉的宝宝，吃母乳的宝宝也应该如此，然而这些所谓的顾问也存在问题！的确，有些母乳喂养的新生儿性情平和，容易照顾，每天只吃6~8次奶，不过这些婴儿属于少数。母乳喂养的宝宝在出生后的最初几个月，通常每天需要吃8次、10次或者12次奶，并且吃奶的时间也不是很规律。

　　宝宝吃母乳能够吃饱，这一点可以通过一些方法进行验证，从而使你放心。首先一个方法是，在宝宝出生后的第5天给宝宝称体重，看宝宝的体重是否在正常增加。第二个方法是，虽然你看不到宝宝摄入了多少乳汁，但是你却能够注意观察宝宝的身体排出了多少。正常情况下，宝宝每天至少需要更换6块尿布（以湿透而不是浸湿为标准）或者4~5片尿不湿（用过的尿不湿重量明显增加）。用尿不湿很难判断上面到底吸入了多少尿液、多少大便，因此我倾向于建议你在宝宝出生后最初几周用尿布。3~4天的吃母乳的宝宝通常每天拉3~5次大便，有的宝宝可能每天大便两次（量多），而有些宝宝每次吃奶之后就大便一次（量少，但比只浸湿尿布的量要多），有的宝宝则介于这两种之间。不足两个月大的宝宝若每天不常大便，说明他可能没有摄入足够的"后乳"，即每次宝宝吃奶后半段或快要结束时吮吸到的浓稠乳汁。那么宝宝就需要学习更有效的吃奶方式，请向母乳顾问或者当地国际母乳协会有经验的负责人咨询，以帮助宝宝提高吃奶的技能。

母乳喂养的宝宝必须经常吃奶才能摄入身体所需的足量乳汁，有些人却认为这是母乳喂养方式的一个弊端，因为你必须随时在宝宝身边以备他吃奶。1~2个月坚持这样给宝宝喂奶，甚至每次出门不能超过两小时之后，你可能就会开始非常认真地考虑给宝宝吃奶粉加以代替。不过，除了给宝宝吃奶粉，完全可以考虑采用另外一种办法以应对这种"幽居病"，那就是，学会在户外喂宝宝吃奶，这样，你既可以继续给宝宝吃母乳，又可以拥有自己的生活了。

你几乎在任何地方都可以给宝宝喂奶。只要你多加注意，别人甚至都发现不了你在给宝宝喂奶，即使发现了也没什么可尴尬的。有许多方法可以使你在公众场合"秘密"给宝宝喂奶。穿方便给宝宝喂奶的衣服；使用背巾"背宝宝"，这样在宝宝吃奶的时候把背巾向上拉一拉，盖住宝宝的头和你的胸部；在脖颈上搭一条披肩或者围巾，以方便盖住宝宝和你的胸部。做这些之前需要提前在镜子前或者在某个朋友面前练习一下。如果你和宝宝在外面，而宝宝此时需要吃奶，不要拖延，否则宝宝会闹着要吃奶，反而会导致其他人注意到你；要立即给宝宝喂奶，这样他就会感觉快乐而保持安静。

使自己习惯于在公众场合给宝宝喂奶可能需要花费一些时日。不过你不妨这样想：汽车广告、时尚杂志、海滩……到处都展示着女人的乳房！没人为此眨一下眼睛。那么怎么会有人反对你利用好乳房最根本的功能给宝宝喂奶呢？虽然有些人可能会坚持认为解开内衣给宝宝喂奶是私密的事情，但宝宝需要经常吃奶的事实是对以上观点的有力反驳。母乳喂养宝宝的妈妈不能因此而降格为二等公民，也不用躲到洗手间去给宝宝喂奶。

　　甚至在回去工作之后也不必给宝宝断奶。不过，你必须首先泵出乳汁储存，这样既利于你的乳房分泌乳汁，你不在宝宝身边时宝宝也有奶吃。但在工作了一天回到家之后，你还是要继续把宝宝揽在怀里给他吃奶，宝宝暖暖地依偎在你怀里，你和宝宝就这样享受"重聚"的快乐。

　　如果你的家人和朋友不赞成你给宝宝吃母乳，那么你要去寻求帮助以真正解决问题。你可以参加当地国际母乳协会组织的聚会，这是帮助你坚持母乳喂养宝宝的一个非常好的途径。和其他同样采用母乳喂养的妈妈们在一起，能够帮助你正确看待母乳喂养。花时间和其他采用母乳喂养的家庭在一起，这样可以帮助你全面认识母乳喂养的益处：不仅能够为宝宝提供充足的营养，有利于宝宝身体健康，而且能够带给你和宝宝在一起的快乐和亲密。有了对待母乳喂养方式的正确和积极的态度，你就能够克服母乳喂养宝宝过程中遇到的一切困难。

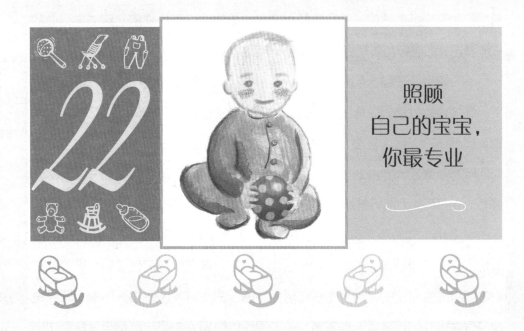

22

照顾
自己的宝宝，
你最专业

有了宝宝之后，你很快就会发现，所有的朋友甚至陌生人都想给你提供建议，不管你需要不需要，这段时间总会成为新生儿妈妈的"开放时间"。

这些建议中有一些的确有用。有经验的父母能够提供给你各种有用的信息，如到哪里去买宝宝穿的鞋子，如何应对洗衣服的家务活，宝宝哭闹时你该怎么做等。如果你在接下来为人母的漫漫旅程中能够遇到一些可信赖的人为你提供建议，你要珍惜，需要时去找他们。

但是，并不是所有的建议价值都相同，都适合你的育儿过程。识别然后摒弃那些没用的建议并不难。那些你感觉对你不利的建议，那些让你对自己说

"我的天，我不能对我的宝宝那样做"的建议，以及那些结果只会导致你和宝宝之间关系疏远的建议，你不要加以理会。如果你接受这样的"帮助"，你的本能意识，即感知和为宝宝着想的身体意识，会感觉非常不安。

有一点令人遗憾，那就是，别人提供的抚育宝宝的建议可能存在着负面意义，这些建议会削弱你作为母亲的自信心。你的心可能在告诉你应该做某件事情，但是你的母亲、婆婆、姐妹以及最好的朋友却都反对你那么做。来自你内心的声音在遇到外界反对时可能会减弱。当你认为应该怎么做，而一些非常有经验的人却在劝阻你不要那么做时，你很难继续坚持认为自己的做法是对的。

以上的犹豫并不是你自己的错。因为你非常爱自己的宝宝，你总想给他最好的。为了他最长远的幸福和快乐，你几乎愿意为他做任何事情，不管是书籍中或者医生建议的，还是你在邮局门口碰到的某位老大妈告诉你的，只要是为了宝宝好，你都愿意为他去做。身为宝宝的妈妈，为了肩负起照顾这个幼小无助的小生命的伟大职责，你时刻虚心求教。你越是全心投入照顾好自己的宝宝，并且你内心的意识和信念越是坚定，你越是觉得自己在做的事情非常重要，重要到令你心生畏惧。

但是，即使你在为人母、照顾宝宝方面还很生疏，你仍然要相信自己内心的意识，只要你认真识别宝宝发出的信号，并且学会快速做出回应，你就能够判断出哪些做法对宝宝有利。在照顾宝宝的过程中，你可能还必须摒弃一些你自己固有的观念，如"宝宝所能做的就是吃了睡，睡了吃，没别的"。随着你和宝宝在一起的时间逐渐累积，你将因此成为照顾好你的独特宝宝的专家，即使有时你的做法看起来有悖逻辑也是对的。

就算你是一位本能意识强、能够对宝宝的需求快速做出回应的妈妈，也不能保证你在听到别人告诉你你所做的事情完全错了的时候内心不动摇。有时你会怀疑你在做的事情是否正确，尤其是你所做的事情有悖于育儿杂志上最新登载的文章主旨的时候。如果某些建议来自于对你很重要的一些人，如你的母亲或者某位好朋友，你在继续坚持自己做法的时候就会感觉势单力薄。当你还不熟悉某些事情的时候，你需要得到你很关心和尊敬的人的赞成和支持；没有这些人的支持，你很难坚持自己的想法。

新生儿父母所面对的一个主要问题就是要应对不需要的建议和指责。其中涉及许多情感问题，而在这些情感问题当中，最为关键的就是你需要使自己成为一个独立的成年人，有能力处理好有关为人母的职责问题。想要争辩和坚持己见的欲望是强烈的；然而，为避免伤感情，加上此时你正处于情感剧烈波动期，你实际上表现得很是犹豫。你甚至可能不知道你该说什么。冲突和对抗不是一个解决这种本就非常敏感、一触即发的状况的好办法。

要记住，给你提供建议的人认为他们是在为你着想，是出于好心。他们关心你和宝宝，感觉应该为你做些事，使你带宝宝更容易些。因此你首先要为此感谢他们，同时让他们理解你的想法："我知道你认为这对我的确很难。非常感谢你的关心，但是如果让我任由宝宝哭，我会崩溃的。"让他们通过其他方式来帮助你："你能否这周的某天晚上给我带顿饭过来？"

除了出于好心，提供建议的人也想使你对她的育儿经验加以认可。如果你的母亲在你小的时候没有给你吃母乳，在你决定母乳喂养宝宝时，她就可能会感觉受到了威胁，她可能会感觉你在让她难堪，使她感觉她曾经对你不是一个好妈妈。一对夫妇曾经听从了某位所谓专家的建议，在他们的宝宝小的时候任由他焦躁哭闹而不去理会，现在他们若看到你怀抱里安详又安静的宝宝，心里就会暗暗嫉妒，后悔当初没有选择给宝宝吃母乳。他们甚至会把他们曾经参考过的书借给你看！此时不是你卖弄你的新式的、先进的、具有心理优势的育儿方式的时候；相反，你要意识到这些给你提供建议的人也是在他们当时的条件下，在当时所能够获取的信息的指导下尽心尽意想要给予他们的宝宝最好的照顾。如果可能，你可以找到他们育儿方式的真正令你羡慕的某个优点，并以此与他们交流。很快你就会找到那些与你观点相同的人。你要多与这些值得你信赖、能够给予你支持的人交流。

信息共享是一个使你少受批评和指责的好方法。摆出几个事实，对反驳那些反对的人效果好极了："母乳是婴儿最好的食物，易于快速消化和吸收，宝宝因而饿得快。""若宝宝在出生后的最初6周经常被抱着，他通常在这之后哭的次数会少。"有了这样的事实，别人再反对就难了。另外，你可以很方便地用"每个宝宝都不同"打发那些给你提建议的人。或者你还可以试着说："我们了解自己的宝宝，母乳喂养对我们很适合。"然后你就可以转移到其他话题，比如谈谈天气！

除了以上母乳喂养问题，宝宝哭闹该怎么办以及宝宝是否需要和父母睡在一起，是有关育儿方式的另外两个容易引来争议的问题。大多数人所关心的自然是如何使宝宝独立的问题。如果你为了在宝宝哭闹的时候安慰宝宝而总抱着宝宝，一定就会有一些人对你说这样会把宝宝惯坏的，他就愿意待在你的怀里，别的地方他哪儿也不去。你只要记住，婴儿的成长发育并不遵循这样的逻辑。满足宝宝与父母的亲近感恰恰是在帮助他走向独立，而不是一辈子黏着妈妈不放。使宝宝和自己睡在一起也会招来同样的批评，因为人们通常不容易理解一个道理，那就是，婴儿早期对父母的亲近和依赖是他以后逐渐走向独立的基础。

初为人母的你，对待批评和指责要表现出成熟的姿态。你必须能够愿意承受其他人的不同观点，而同时又不急于证明自己的观点正确，尽管在你情感脆弱、缺乏自信或者疲惫不堪的时候，要做到这一点并不容易。但是，你要记住，在照顾宝宝时，你才是真正的专家。只要与宝宝在一起几天时间，你就已经有资格这样看待自己。所以，你要追随自己的心和宝宝发出的信号照顾宝宝，几个月之后，在你面前的将是一个满足而快乐的宝宝，这将最有力地证明你这种基于本能回应宝宝需求的育儿方式是正确的、有效的。那些指责你的人不得不承认你的做法是对的；而你也由此证明，作为宝宝的妈妈，你有理由相信自己。

　　我们写这本书的目的之一就在于帮助你采用一种使你和宝宝都处于最佳状态、使你成为育儿专家的育儿方式。在儿科诊所工作的这几十年中，我注意到采用"亲密育儿"方式的父母会更好地了解自己的宝宝，他们对宝宝有更好的观察力，对宝宝发出的信号他们能够更敏捷、更有效地做出回应。要知道，有了读懂和了解自己宝宝的能力，你就能够更加放松和有自信，而更直接的一点，就是你能够与宝宝更多地享受在一起的快乐。

——比尔

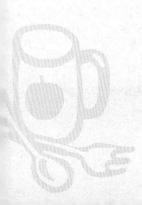

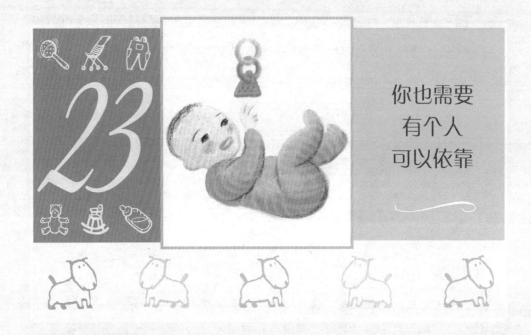

23 你也需要有个人可以依靠

为了对抗疑惑、孤立无助、担忧焦虑的感觉，你需要寻求帮助。不要封闭自己，与周围的世界隔离开来。

待在家里照顾宝宝的妈妈比一般人更容易情绪低落和沮丧，一个原因就在于孤立无援。长时间没有与其他成年人聊天，并且要不间断地照顾宝宝的需求，容易导致妈妈良好的情绪不断丧失。但事情不应该是这个样子。

想象一下一个半世纪以前的家庭场景，在那时，大多数人都生活在小型社区内，彼此互相帮助。他们生活在大家庭当中，同住一座房子，或者至少是大家庭的成员彼此住得都比较近，能够分担重大的任务，共同关心照顾家里的病人，也共同抚养家里的孩子。丈夫和父亲在牲口棚、田里或者楼下的店铺里劳作或者工作，中午有时间回家吃饭。周围通常有许多女人可以做伴，朋友、姐妹、母亲以及七大姑八大姨可以聊天交流，可以互相学习、互通信息。

现代母亲的生活方式与上述情景形成了鲜明对比。她和丈夫拥有自己的住所，附近可能也住着其他家庭成员，可能就住在不远的地方，只是没有挨着。也有可能亲戚远在千里之外。朋友们可能都在工作，有着不同的生活方式和不同的兴趣爱好。新妈妈甚至有可能都不认识她的邻居，即使认识，白天这些邻居也很少在家。新妈妈在大型连锁商店购物，不管去多少次，那里也不会有人注意到她。从早晨丈夫吻别她离开家，一直到晚上丈夫回来，在白天一整天的时间她可能找不到一个成年人能和她说说话。

为了能够成功熬过初为人母的这段令人倍感压力的时期，你需要努力使自己的生活方式贴近一个半世纪以前的那些女人。你必须为自己建起一个支持体系，其中可以包括所有能够帮助你满足各种不同需求的人。有了这些朋友可以依靠，你作为母亲的生活就能够容易一些、快乐一些、更有意义一些。

对于初为人母的你，丈夫通常是你获取帮助和支持的最重要途径，但是他却不应该是唯一能够帮助你的人。有时与另一个女人聊聊天，尤其是一个同样采用母乳喂养方式的母亲，真的会对你有很大帮助；或者与某个具有多年育儿经验的母亲聊聊天，对你同样帮助很大。而有时最好的支持来自于某位与你年龄相当、也面临着同样困难的新生儿妈妈。

有很多方法可以使你建起自己的支持体系，很多潜在的途径正等待着你去加以利用。其中一个途径就是当初与你同处一个病房的其他等待分娩的女人们。你可以想方设法得到她们的电话号码并联系她们，找时间再次聚一聚。到时你们可以讲讲各自分娩过程中的经历以及目前在照顾宝宝的过程中各自遇到的困难。

在美国，国际母乳协会是新生儿妈妈们的支持性体系中"祖母级"的支持来源。这个组织举办的各种聚会不仅能够提供有关母乳喂养方式的信息，还能够提供支持，帮助培养"敏捷回应型"育儿技能。在那里，妈妈们都一样，坚信敏捷地回应宝宝的需求是最好的育儿技能。在那里还可以观察那些经验丰富的母亲，并且向她们学习。

你所在的地方很可能有其他为母亲和宝宝们开辟的活动或组织。其中有一些支持性群体，这些群体的成员可能会在当地的社区活动中心举办聚会。认真比较一下这些群体，试着参加一下。如果一个群体不适合你，可能另一个群体会适合你。你还可以报名参加某个母婴亲子活动项目，在那里你可以结识其他新生儿母亲们。你也会遇到你没生孩子之前一起工作过的同事，你和她在某些方面已经有了共同语言，而现在她也成为新妈妈。另外，谁知道呢，你还有可能在某次去参加活动的路上遇到某位新妈妈，结果你发现她家就在离你家不远的地方，她甚至也可能和你一样用背巾背着宝宝呢。

当你找到一位或者几位使你感觉舒适放松，并且和你的育儿观以及某些兴趣爱好相同的人，你一定要多做些努力，建立和保持与她们的友谊。你们可以计划好在某一天上午一起出去走走，或者可以一起带着宝宝简单吃顿饭。你会发现，不同时间你需要不同的朋友的各方面的支持。

另外，在你的支持体系中，不要低估了来自你母亲、婆婆或其他家庭成员的支持。即使她们在育儿的每一个方面的观点都与你不同，她们也的确爱你和宝宝。如果你们都能够同意彼此保留不同的看法，或许就能够彼此从对方那里真正学到东西。许多女人发现，在她们有了自己的孩子之后，她们与自己妈妈之间的关系才更为亲密了，感情才更加深了。

　　你的支持体系中甚至可以包括那些能够使你对自己的育儿方式感觉良好的书籍、杂志以及网站。你要记住，你没必要相信或者接受你所读到的所有内容，尤其要对网上的内容要持谨慎态度。另外，凡是导致你怀疑你的育儿直觉的书籍、杂志、网站、聊天室、电子邮件等都不要去相信。

　　初为人母的过程是你人生的一个重大转变期，要适应很难。因此，建立起自己的支持体系非常重要，这直接决定着你能否成功应对育儿过程中所要应对的各种变化。

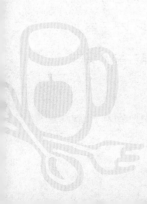

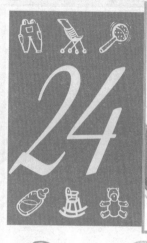
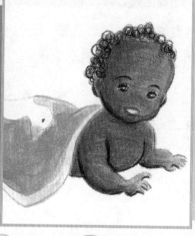

24

你不必
做到
尽善尽美

　　有些女人天生就是完美主义者，或者早在小时候就培养起了这种能力，每一件事情都要做到尽善尽美：努力学习，使每一门课程都得优；努力找到一份重要的工作；努力嫁给一位成功优秀的男人；努力打造一个完美的家。

　　还有些女人是在有了孩子之后变成完美主义者的。对孩子的爱以及其他因素，促使着她们要把事情做到完美。她们想要让孩子得到最好的，自己以前从来没有得到过的想要孩子得到，自己曾经梦想的想让孩子拥有，她们想要努力成为孩子最好的妈妈。她们拼命将一切事情都做"对"，相信这样才能确保自己的孩子在未来的岁月里健康快乐地成长。

　　她们想要宝宝在人生之初就有一个最好的开始，也就是所谓的"赢在起跑线上"。于是她们在怀孕期间就努力吃好；她们努力计划着如何使之后的分娩过程尽善尽美，一切都按照预定的计划进行；她们给宝宝吃母乳是因为她们知道这是对宝宝最好的；她们如饥似渴地贪婪阅读各种育儿书籍，并且唯恐自己的宝宝达不到同龄孩子的身心发育标准。

然而，追求完美却需要付出很高的代价。你可以迫使自己拼命想要成为宝宝的完美的妈妈，即使宝宝此时才刚刚出生，更不用说宝宝长大上学后调皮捣蛋一刻不停歇时你要付出的艰辛和努力了！但是，即使你完全、严格按照书上（包括这本书）所讲的做一切事情，也不能保证宝宝最终成长为你所期待的那样"优秀"的人。事实上，追求完美对孩子无益，因为完美的孩子没有机会学习如何接受自己犯错误。

所以这里给你带来的好消息是，你不必一切尽善尽美，你不必总把事情做对，你不必总是苦苦思索什么才是最完美的。作为宝宝的妈妈，你只需把事情做得足够好，只需大多数时间能够将事情做好，只需总体上把事情做好就可以了。真正重要的是你对宝宝全心全意的情感，而不是像体育比赛那样对每一场比赛过程进行记录和点评，找出所犯的错误，所以你不必细查为宝宝所做的每一件事是否正确和完美。

就拿给宝宝吃母乳这件事来说，没错，人的乳汁的确是对宝宝最好的，而吃母乳的宝宝也是幸运的宝宝。但是，给宝宝喂母乳的过程绝对不能使你感觉需要"咬紧牙关挺过去"，也不能仅仅是因为科学家们列出了母乳带给宝宝的一系列好处你才选择给宝宝吃母乳。即使可能一开始选择给宝宝吃母乳仅仅是因为专家建议，你很快就会发现，把一切做到最好的美好愿望不足以使你有力量应对母乳喂养过程中的问题和困难。幸运的是，喂母乳的过程对于大多数女人来说是轻松快乐的，发现了这一点之后你就能够放下"为了宝宝咬牙硬挺过去"的态度。母乳喂养过程中的一切，包括宝宝的回应，都将会变得更为自然和美好，宝宝自然健康有活力地成长，你也会自然而然地感到满意和自信。当然，如果这一切美好的事情并未发生在你身上，你真的觉得喂母乳的过程很痛苦，那么我想你最好换成给宝宝吃奶粉，以便使宝宝能够在大多数时候看到的是一张快乐的脸。或许如果你有了第二个宝宝，你就会发现母乳的过程较之第一次会容易一些。

建议你在喂母乳期间一定要吃好，这主要是为了你的健康着想，是为你好。不过，假如你不是一个完美的人，某天下午，你大吃了一顿垃圾食品，吃了大量的薯条和奥利奥夹心饼干，这样会不会影响你的身体健康呢？当然不会。即使你这一天饮食不够好，你的乳汁仍然营养良好。要知道，明天又是新的一天，没准明天中午你很可能会想吃蔬菜沙拉呢。

宝宝哭闹时安慰宝宝是又一个你不必做到完美的事情。你不可能总能想到办法安慰宝宝、使宝宝停止哭闹。"敏捷回应型"育儿方式并不是让你止住宝宝的负面情绪，你要安慰宝宝，给宝宝支持，这样做大多数情况下都能使宝宝停止哭闹。而如果这样不行时，你要继续安慰宝宝，换其他方式帮助宝宝，但是不要因为感觉宝宝情感受伤和脆弱而责备自己。即使是一个"完美的"妈妈也无法每次都停止宝宝哭闹，而如果这位妈妈试图这样做，这反而会有害于宝宝的情感发育健康。

你也不必想时刻保持家里的一切井井有条、窗明几净、完美无瑕，不管是你还是你丈夫。要习惯于房间内的不整洁可能需要点时间；但是当你将大部分时间都投入到照顾宝宝上去时，降低房间整洁标准不仅不可避免焦虑，而且于你的健康有益。想一想，如果你把所有不用照顾宝宝的时间都利用起来急火火地打扫房间犄角旮旯里久积的灰尘，上蹿下跳地擦窗户，或者最后还要重新装饰卫生间的墙壁，那么将很快你的精力就会耗尽。如果你过多地在意窗户玻璃上斑斑点点的污渍，过多地在意在给宝宝吃完奶之后把沙发上的靠垫归位，那么你很快就会变得脾气暴躁、爱抱怨起来。很快，你在分配时间上就会出现矛盾：是耗费精力擦玻璃、拖地、打扫房间，还是集中精力照顾好宝宝，与宝宝在一起玩耍，同时给自己"充充电"？现在请你认真想一想，以上哪一方面更为重要呢？

并不是说你以后都不用打扫房间；房间内有必要保持一定程度的整洁，使你不会感觉无法忍受。你可以暂且把整洁漂亮的家庭环境的理想暂时放在一边。你也需要鼓励丈夫降低他的整洁标准，为你分担大部分或者全部的家务活。你和丈夫都要记住，你们在杂志上看到的所有整洁漂亮的家，以及所有你开车到商店购物途中经过的整洁得一丝不苟的庭院，都不属于那些忙于应付家务同时还要照顾好新生宝宝的人。要试着从长远的角度看问题。总有一天你的孩子会长大，会搬出你的家，到那时，如果你还存有使你的家窗明几净、整洁漂亮、完美无瑕的梦想，你就有精力做到这一点了。但是，没有人在临终之前还遗憾她本应该花费更多的时间打扫清洁房间，也没有人临终前会后悔活着的时候曾经花费了太多时间和孩子们在一起。

如果你现在有了孩子，而你的完美主义倾向正因此开始显露出来，也不要紧张，要放松身心。你可以在现有环境和条件的基础上尽你所能地把事情做到最好。不要落入某种认识上的陷阱，认为自己还不够好。只要你和宝宝在一起，欢喜快乐，只要你感觉你真正了解宝宝，你就要确信自己已经掌握了做一个好妈妈的要领。充分享受你和宝宝生活的现在，眼下真真切切的每一时刻，而不要总想除此之外你还能做些什么。如果你能够在大多数的时间与宝宝心灵相通、关系密切而默契，那么你就会成为宝宝需要和渴望的好妈妈，远比某种扭曲变形的幻想中的所谓完美妈妈要好。

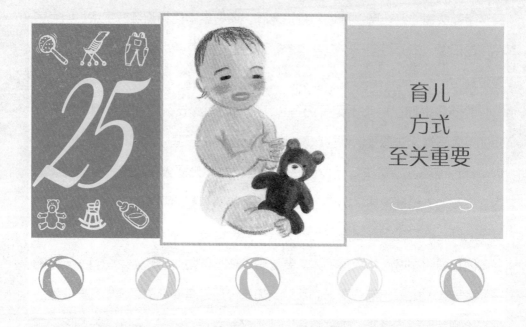

25 育儿方式至关重要

在21世纪，育儿已经成为一件相当棘手的事情。在这一时代，宝宝的存活已经不成问题，对此我们可以深信不疑，不必再和以前的妈妈们一样为此担心。21世纪的妈妈们转而担心的问题是自己的宝宝长大成人后是否快乐，是否有思想、有能力，这就是一个更加复杂的问题了。

至今尚未有人能够科学地验证和完善一套育儿体系以保证孩子的健康快乐成长。大多数的研究都集中于育儿过程中出现的问题，而不是如何使育儿过程更加有效。弗洛伊德之后的心理学家们也总是把责任归到孩子的母亲头上，这便引起了做母亲的过多焦虑。做母亲的都在想方设法培养心理健康的孩子，她们往往会因此感觉为孩子所做的任何事情都存在很大风险，经常担心抚养孩子的过程中会出现什么重大失误，因此在这些做母亲的眼里，养育孩子是一项让她们心生恐惧的工作。

针对弗洛伊德的观点，有另一学派的心理学家则认为，母亲在孩子的心理发育过程中所扮演的角色其实没有那么至关重要。没错，宝宝的确需要来自母亲的精心呵护，不过母亲的这种照顾方式或多或少是可替代的。将孩子送到幼儿园等地方不仅能够使孩子得到很好的照顾，而且还有利于早早培养孩子的独立性格。宝宝们确实更喜欢自己的爸爸妈妈，但他们也的确不需要来自父母的这种一对一的传统照顾模式。有趣的是，这些理论是在这样一个时代逐渐产生和形成的：在这一时代，越来越多的母亲在孩子年幼的时候必须出去工作。

那么你认为上述哪一派的观点更适合自己呢？作为一位能够敏捷回应宝宝的需求、温柔体贴而又负责任、值得信赖的母亲，你对宝宝的成长发育有多重要？你如何知道你对孩子是否举足轻重呢？

就育儿这件事情，科学家们经常让我们失望。研究如此复杂的母婴互动行为已经是困难重重，更别说要研究明白多年以后这些行为对孩子的行为和情感的影响了。"专家们"只能依靠推测，根据细枝末节的现象拼凑出一些所谓的建议，但谁又真的知道问题的答案呢？

我相信经验丰富的父母，那些将孩子们培养成为健康快乐的人的父母，他们知道答案。在过去的这些年里，我和我的丈夫比尔已经向数千位有智慧又经验丰富的母亲询问过这一问题，而只要不假装谈科学，将之归类为科学家们的抽样调查，我们就坦然无惧，有信心转述我们从所有这些母亲和他们的家人那里学到的东西。我们相信，你所选择的育儿方式会直接关系到你的孩子将来能够成为什么样的人。

我们在这本书中所建议的育儿方式反映的是一种我们称之为**"亲密育儿法"**的育儿思想。对于自己的宝宝，亲密育儿的过程包括你要在他刚出生就与他亲近，你要对宝宝的哭闹信号做出敏捷回应，你要多"背宝宝"，让宝宝和自己睡在一起，以及给宝宝吃母乳。另外还有一点很重要，那就是，也要让父亲参与进来，不管是出于照顾宝宝并与宝宝亲近的直接需要，还是出于帮助和支持你的间接需要。这些做法加在一起，就能够形成一种非常有价值、非常有益的育儿模式，能够使亲子之间心灵相通，形成非常美妙的默契：在大多数时间，妈妈知道宝宝在想什么，宝宝也能够对妈妈的照顾做出良好的回应。亲密育儿模式下的宝宝很少需要通过哭闹来使自己的需要得到满足（有时他们可能也会哭闹不止，不过那是因为有什么东西弄疼了他们或者使他们感到厌烦），因为他们能够以其他的较为轻微的动作向妈妈传递他们的需求信息。而选择亲密育儿方式的妈妈们也会很自信，相信自己为宝宝做的事情是对的，因为她们感觉自己能够敏锐地觉察到宝宝的需要，因为当她们能够最敏捷地回应宝宝的需求时，也是宝宝最快乐的时候。甚至是那些"高需求"的宝宝，性情也会因此柔和起来，也会让妈妈和他在一起时感觉轻松快乐。

另外，亲密育儿法也有很多长远的益处。宝宝学会走路时同样容易照顾。他的妈妈非常了解他在试图做什么或者说什么，从而能够迅速做出回应，因此这个小小"探险家"很少感到万分沮丧。他很信任自己的妈妈，非常想要继续得到妈妈的宠爱，因此只要妈妈一句短短的警告或者指导，通常就能够避免宝宝做出错误的行为。

这样在父母亲密关怀下逐渐长大的宝宝，能够继续不断地从这种育儿方式中受益。这些孩子将父母对他们的敏锐和细心转化为自己的特点，能够用内心去感受什么是对、什么是错；对于那些违背自己正确价值观的事情，他们会感觉厌恶而加以排斥。他们非常了解自己，能够"众人皆醉我独醒"，在周围的人与自己看问题或者做事情的方向相反时能够保持自己的真本色，坚持自己的正确方向。他们富于同情心，能理解和尊重别人。从小与父母亲近，使他们学在你把一个新生宝宝带回家时，实际上你也可能在开始为你的大一点的孩子示范育儿技能。并且，你也是在将其他某个小孩未来的丈夫或者妻子、父亲或者母亲抚养成人。孩子们从你那里学习到的这些育儿技能最有可能在他们长大成人为人父母之后被用在他们的育儿过程当中。

下面就是一个父母如何通过这种"示范"影响孩子们的例子：一位母亲带着她的新生宝宝，艾琳，和她的两岁半的女儿，蒂芙尼，到我的诊所来做检查。在给艾琳做检查时，她开始哭闹。蒂芙尼快速跑到妈妈身边，用力拉着妈妈的裙子，大声说着："妈咪，艾琳哭了；快抱她，摇啊摇，吃奶！"这个小家伙刚刚所描述的正是她的妈妈示范给她的"敏捷回应型"育儿方式。想象一下，当蒂芙尼长大成人成为母亲之后，如果看到自己的宝宝哭，她将会怎么做？她不会去参考某一本书或者打电话咨询医生，而是本能地把宝宝抱起，摇啊摇，给他吃奶。

——比尔

会了人与人之间的亲密关系，他们会继续建立和保持与他人良好健康的人际关系。他们会令自己的父母感到高兴和自豪。

那么现在，你认为你对你的宝宝重要吗？是的，非常重要。作为宝宝的妈妈，你是最了解他的人，也是他最信赖的人，在以后的岁月中，他在需要指导时首先想到的也是你。你是他看向外面世界的窗户，是他内心感受最为忠实的解读者。你和他之间的亲密关系是建立在长期互相了解的基础之上的，这种长期的了解甚至早在他出生之前就已经开始了。因为这一亲密关系建立在爱与信任的基础之上，建立在许许多多小事上的沟通理解基础之上，所以它能够经得起错误与误解的考验。在这一长期过程中，没有哪一刻最为重要，重要的是你和他之间从点滴开始逐渐形成的和谐与默契。

因此，你要放松，要充分享受与宝宝在一起的每一刻。这是你人生中的一段具有特殊意义的时期，虽然也有焦虑、担心和不顺，但同时也充满了快乐和神奇。你有太多的东西可以期待。母亲这一角色丰富了你生活的每一个角落。做好准备，开始这一段非凡而神奇的旅程吧。

"穴居人的饮食"

　　这种饮食是由美国著名医学博士威廉·库克在其所写的一本书《侦测你潜藏的过敏源》（Detecting Your Hidden Allergies, 1987）中发明设计出来的。在这一饮食中除去了所有常见的能够引起过敏的食物。两周之内，你只能吃农场自由放养的鸡肉、羊肉，糙米或者白米，烤土豆（只能佐以食盐和胡椒粉），某一种不会引起肠胃胀气的蔬菜（如西葫芦）以及某一种非柑橘类水果（如梨）。早餐只能饮用以大米为主料制作的饮料或大米粥。另外还可以服用钙片。

　　两周过后，你可以在饮食中逐渐加入其他食物，每4天加入一种，一开始加入的是那些不常引起过敏的食物。要尽可能长时间地避免食用乳制品、豆制品、花生、贝壳类海鲜、咖啡和其他含有咖啡因的食品、巧克力、引发肠胃气的蔬菜、西红柿以及柑橘类水果。这样的添加方式能够使你判断出自己饮食中的哪些食物能够引起吃母乳的宝宝过敏和肠胃胀气问题。这样跟踪记录自己的饮食能够帮助你在宝宝烦躁哭闹时查到前一天你所食用或饮用的某些食物，从而决定避免食用这些食物。

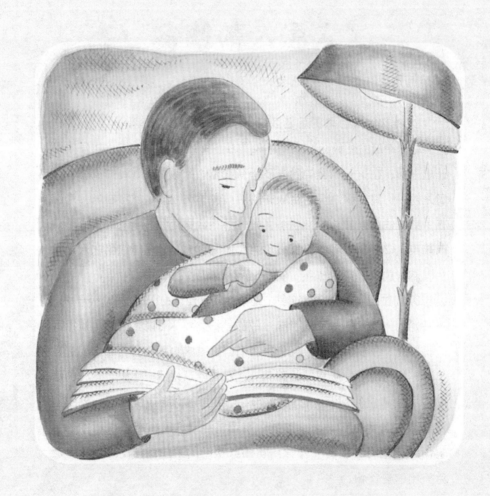

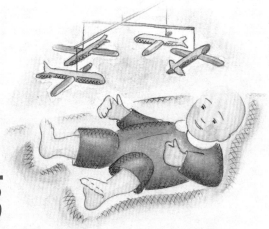

爸爸篇

——初为人父不可不知的25件事

罗伯特·W·西尔斯　詹姆斯·M·西尔斯

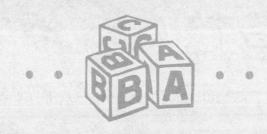

引 言

· · ·

    为自己儿子写的书作序，该是为人父者梦寐以求的事吧！

    有一天，我本计划晚上给一些准爸爸做一场讲座。那天早些时候，一位准妈妈在办公室里问我："我怎么才能让我丈夫去听您的讲座呢？这是我们的第一个孩子，我想让他做好准备。"我建议她对丈夫说，他们要去听一场关于一项令人激动的新投资的讲座。那位准爸爸的回答正是我最爱听的幸福婚姻中最常说的一句话："好的，亲爱的！"于是他随她欣然前往。听讲时，这两口坐在前排。过了几分钟，我看到他捅捅妻子，说："我还以为他要讲投资呢。可他讲的是婴儿啊！"讲座结束时，这位父亲向我表示感谢。他刚刚才意识到他正在进行他一生中最好的投资。

    想象一下，你将要开始一份新工作。很自然，你会感到忧虑，因为你从来没有接受过这项工作需要的培训，你需要新技术、新工具。你不妨把这本书当成你的第一个工具箱，一套为初学者准备的可以帮你投资的工具，这样若干年后，你就可以坐享回报。在这份新工作中，你可能需要从底层做起——学习换尿布。看到你妻子好像本能地就知道该怎样做，有时你可能会感到沮丧。当你妻子说："接着，我真是受够了！你想办法哄哄他！"你就要学习如何对付一个啼哭的孩子。安慰哭闹的宝宝正是爸爸可以大显身手的时候，而鲍勃医生和吉姆医生会教给你怎么做。如果你不是手忙脚乱，而是能哄好孩子，就会获得妻子的赞美。要知道，对于女性来说，没有什么比得上一个大男人照顾一个小宝宝更让人着迷的了。

在爸爸篇中，鲍勃（罗伯特的简称）医生和吉姆（詹姆斯的简称）医生都会给你提供一些工具，帮助宝宝信赖你的照顾。你不会只是作为替补，偶尔顶顶妈妈的班。你的孩子会喜欢你不同的抚养方式、你对他们讲话的方式、抱他们的方式、陪他们玩的方式。这和妈妈的方式相比，没有高下之分，只是不同，而孩子则会在这种不同之中茁壮成长。两位作者做父亲的时间加起来有24年了，他们会和你们分享他们学到的知识和经验，这一些在大多数情况下对大多数爸爸都十分有效果。

养育8个孩子使我成为一个更出色的男人、更体贴的丈夫，也成为更好的人。我也见证了我的儿子们同他们的家庭共同成长。尽管鲍勃和吉姆知道的东西都是我教的（或者说我喜欢这么想），他们养育5个孩子的经验还是帮他们建立和扩充了许多知识，所以他们可以和你们分享他们的见解。在写作这本书的过程中，两位作者也吃了些苦头，他们犯过错误，并且从中不断学习，他们从妻子那里也学到很多。这本书中提到的25条建议一定会使你享受到为宝宝投入时间和精力而获得的丰厚回报。

我看着每个孩子长大成人，搬出去，结婚成家，开始事业，生儿育女。回想他们刚出生时，我抱着他们走来走去，摇晃他们入睡，给他们换尿布、穿衣服，陪着每个宝宝做游戏，回忆起花在这上面的时间，都有无穷的乐趣。当我回顾我和大一些的孩子的关系时，我知道我的投资得到了百倍的回报。同样，鲍勃医生和吉姆医生也会帮你，使你的人生投资让你和你的孩子都得到回报。

——威廉·西尔斯医生

写给爸爸的话

你快要当爸爸了，或者你的小宝宝已经出生，给你带来无限喜悦。也许你拿起这本书，是因你妻子、朋友、岳母或出于好意的亲友认为你需要读。如果这样的话，请不要放在心上。很可能有人就是想送一个可爱的礼物给你，以为你可能会喜欢读一本小书，而不是看大部头的育儿百科。不管怎么说，你妻子会阅览重要的育儿书籍，再把你需要知道的东西都灌输给你，对吧？

也许。只是作为新上任的爸爸，你不会想冒被晾在局外的风险吧？你想和宝宝的妈妈一样做好准备，但你希望有个短点的版本，一本简明扼要的小书，一些必要知识，而不要啰哩啰嗦的多余话。这正是本书要做的。

可是，当你开始担任父亲的新角色时，真的只需要知道25件事吗？当然不是，我们在书里偷偷塞进不少其他东西呢。但是做父亲终归是需要边干边学的差事，世上没有一本书能让你为将要经历的事完全做好准备——不是因为没有这样的信息，而是因为你和你的宝宝都是独一无二的。没有作者，包括本书的两位作者，能够预测新生儿给你这个做父亲的带来的每一种变化。做父亲不是一项你经过学习就可以准备好的考试。在这一过程中，让宝宝教给你需要知道的东西。我们在此只是给你提几条建议，讲几个有趣的故事，分享我们在自己做父亲的过程中学到的知识。

所以放松心情，拿罐饮料，来点薯片，坐在后院草坪或者阳台的椅子上，花一个下午的时间，吸收一下我们认为最有用的想法和见解吧，这会帮助你踏上做父亲的正轨。

写给女性的话

你是在考虑买这本书，送给你的丈夫、儿子、女婿或朋友吗？你生活中有一个男人要当爸爸了，所以你在找办法，好让他更容易承担这份新责任吗？

那你算找对地方了，本书正是成为新手爸爸的终极指南。我们无法告诉一位准爸爸如何成为出色的爸爸，他得自己寻找。但是我们会帮助他发现自己的父性，发展他的育儿本能，从而发掘出他内心深处潜藏的父爱。我们会激励他，使他尽力成为最好的爸爸和最好的丈夫。

我们到底该给他们什么样的建议呢？当然，你可以在他读之前先翻一翻，看是否同意我们在这本书里给他讲的观点。或者你干脆还是信任我们、信任他吧，袖手旁观，看他会怎样照顾宝宝。

不要担心，这本书是经过我们的太太、母亲和其他一些有经验的妈妈"批准认可"的，你大可放心，这些新爸爸会从中得到很好的建议。

你没什么需要担心的，新爸爸给你带来的很可能会是惊喜。突然间把一个宝宝放在他怀中，可能会使他立即脱胎换骨。没有什么能比一个扭来扭去的小宝宝更能让一条硬汉变得柔情似水了。不用你把一个男人变成一个好爸爸，宝宝就能唤醒他内心的父爱，我们只是在他需要的时候稍稍推他一把。

能把我们的心得与新爸爸们分享，我们感到无比感激和荣幸。

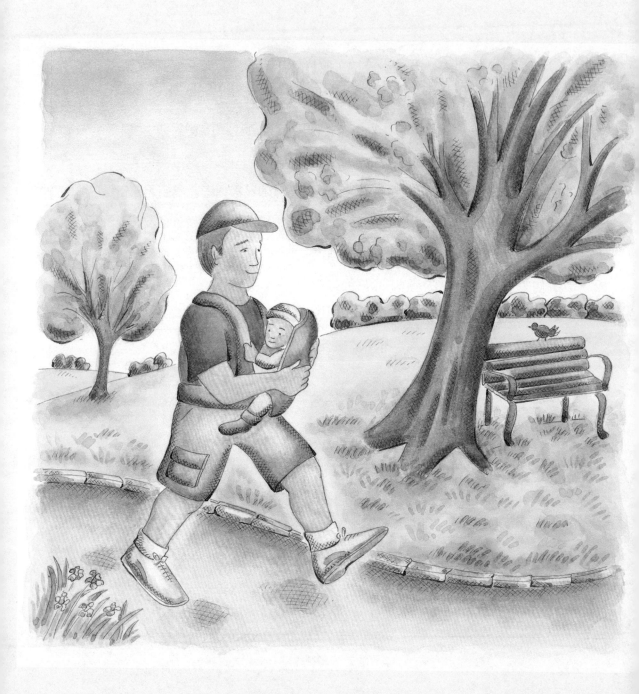

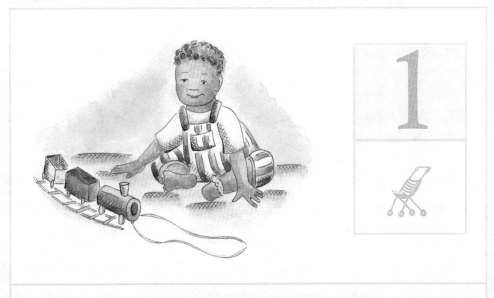

真正的爸爸是换尿布的

几小时以前，你们的宝宝刚刚降生。在过去9个多月中，你和新妈妈经历了很多事（好吧，是她经历了很多，你主要就参与了一刻钟）。现在妈妈在沉睡，宝宝躺在小床上，环顾着周围这全新的世界。看着褓裸中令你无限喜悦的小东西，你心中洋溢着初为人父的自豪感。你想象着教小家伙投篮、骑车、翻跟头、打游戏、开车……这个宝宝是你的后代，要姓你的姓，延续你的血脉。子生孙，孙生子，直到永远——这孩子使你不朽。生活真美好。突然，你注意到小家伙表情滑稽地咧了咧嘴……

嗯，什么味？他拉臭臭了。

你环顾四周，希望会有人来收拾。护士都到哪儿去了？你需要她的时候她偏偏不在。你瞅一眼妈妈，她睡得正香，这是她39个小时以来第一次睡觉。你得过几年才能教宝宝投篮，你本以为在那之前他妈妈会照顾他吃喝拉撒。要不要叫醒她？你叫叫试试，保管她下半辈子都不会原谅你。你对这块尿布的态度将决定你会成为一个什么样的爸爸。你是放手大干，搞得手上脏兮兮的，当一个亲力亲为、体贴关心的爸爸，还是甩手不管，一直等到孩子胳膊长到可以投篮的时候再出手？

读到这里，你可能会想："行啦！不就是一块臭烘烘的尿布嘛！"说的没错，就是一块尿布，而且确实是挺臭的。可是你如果认真地想想，深入地想想，透彻地想想，这就不仅仅是换块尿布的事了。这是你不畏艰难勇敢承担为人父的责任的机会，是你超越媒体中负面父亲形象——比如电视剧《辛普森一家》中的荷马·辛普森，父亲似乎都笨手笨脚，整天只会看球赛、喝啤酒，需要照顾孩子时却完全没有头绪——的机会。

可具体说，到底怎样换尿布？这里我们先不告诉你，还不到时候。虽然本章题目提到换尿布，可内容却不是关于如何换尿布的，而是关于想换尿布，或至少是打算换尿布——即使你并不喜欢。在第8章我们会一步步教你如何像内行那样换尿布，可眼下谁管你换尿布是专业还是业余呢？至少你太太看到你在努力；即使她睡着了，说不定护士恰好走进来看到这一幕，以后也会向你太太夸你是多么尽责的爸爸。就算没人看到你表现多好也没什么，你能体会到最初的父子深情，你能对自己说："嗨，当爸爸这一套，我都没问题。"

换第一块尿布并不需要多少技巧，需要的只是你愿意，愿意让这个小东西的一生因你而不同；愿意随时陪在他身边，不怕脏，不嫌烦；愿意在他出生的第一天和以后的18年中，每一天都为他花些时间，帮助他，关注他。

孩子在一生中会遇到很多自己无法满足的需求、无法独自完成的任务，而眼下你就可以给他传达这样的信息："不管遇到什么事，都有我在你身边。"

他会渐渐明白这一点，这会让他感到终生都有依靠。"你需要换尿布，有我呢。你跌倒或是碰到脑袋，有我呢。你从攀爬架上掉下来，有我在呢。当同学笑话你新理的头发，有我呢。当我疲惫不堪地下班回家，你要我带你骑车，我们会骑得风驰电掣。你在学校遇到麻烦，有我呢。你要去球队面试，有我呢。当你在比赛中失利，我仍然会用最高的嗓门为你加油。你第一次学开车时，我会用自己的生命保护你。在你第一次失恋，觉得天都塌下来了的时候，我也会尽我所能帮助你。"

抱歉，扯得有点太超前了，咱们先把十几岁的事放一放，把注意力集中在眼前。研究显示，75%的爸爸会为了避免换尿布而假装没注意到尿布该换了。如果你在杂志上看到这样的数据，心里会想："我才不相信那么多当爸爸的会这么差劲呢，我是绝对不会那样的。"那现在你可以证明自己了。

换尿布就是身体力行，去承担父亲的责任。无论是通过换尿布还是拥抱，或是举高高，你与孩子肌肤接触越多，对他的了解就越多。在未来几年中，孩子需要换5000次左右的尿布，加起来有250小时的时间，在这段时间你可以直接接触孩子、了解孩子。

许多当爸爸的不光换尿布时躲得远远的，对照顾孩子的其他事情也唯恐避之不及。你可能以为当妈妈的擅长抱孩子、喂孩子、哄孩子，于是将一切都交给她。可这样下去，妈妈带得越好，当爸爸的越插不上手，最后你就越来越跟不上了。爸爸们，我们强烈建议你换尿布，亲自动手，这将是你一生中最好的投资。本书其他部分将为你提供很多工具（工具？太棒啦！），帮你成为世界上最棒的爸爸。从换第一块尿布做起，你就能踏上正轨。

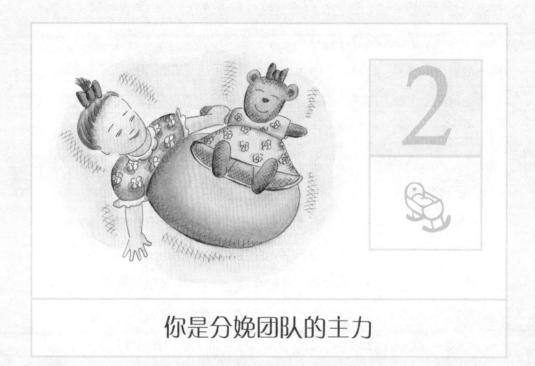

2

你是分娩团队的主力

　　你和太太盼望了9个多月的重大时刻马上就要到了。在你期待婴儿降生的时候，我们给你提个醒，告诉你会发生什么，怎样才能做最充分的准备。我们将以两个爸爸为例——他们两个陪妻子生过5个孩子，还同其他新生儿父母经历过无数次分娩——来说明：孩子的出生很可能是最能改变你一生的大事。如果你已经同配偶经历过分娩，也不要跳过这一章。你会发现我们的观点新颖有趣，我们还会讲一两个笑话让你觉得这一章值得一读。

　　还记不记得在你婚礼那天，大家都开玩笑说那天是她的大喜之日？她是绝对的主角，而你不过是个陪衬？那生孩子的时候可不要让人那么说你了。你可以和宝宝的妈妈一样体验新生命降临的喜悦。在她生孩子时，暂且把别的事搁在一边，把一切心思都放在她身上。

帮一个女人分娩不只是指导她如何呼吸和用力。她需要感受到你和她在情感和身体上百分之百地密不可分。身体上的支持包括站在她身边，抚摸她，坐在她身后支撑着她，喂她水或果汁。这就意味着不要看电视，那会分心的。有些美国产房有电视机，我们一直奇怪干吗要安装这东西。是在护士帮着接生的时候好让爸爸看球赛吗？我们还真见过有当爸爸的那么做呢！关掉！找个朋友帮你录下来，下周再看。情感上的支持是指倾听新妈妈的每一句话，做出回答，甚至预测她的需求，不断对她说话，鼓励她，支持她。把那些工作啊、钱啊之类的烦恼都抛到九霄云外去。

你可能想，到那时你一定懵了，充当不了太太在那个特殊时刻所需要的坚强支柱。有一个办法可以帮你从困境中解脱出来，从而能享受到孩子出生的喜悦，那就是雇一个专业助理。你可能会想："我们已经有了啊！我们有本市最出色的产科医生，也选了最好的医院。用得到的专业帮助我们都有了。"我们指的是专业的分娩助理，或称为"导乐"。在医院，产科医生只是在那里确保不会出现并发症，引导婴儿出产道。这个过程也就需要20分钟，而在分娩所需要的几个小时或几天中，产科医生不可能给新妈妈提供全面的支持。在实际经历阵痛和分娩的过程中，真正指导她的是接生护士，她们训练有素、乐于帮助产妇。可如果产科医生和护士都格外忙碌的话，护士可能无法给予你太太所需要的关注。此外，她和这护士也没有私交——以前可能都没见过面。这时就得看你的了。

假如你是那种在产前培训班上真正听讲的人，对分娩了如指掌，准备好指导产妇如何翻身、如何呼吸以及放松，给她以急需的分娩知识，那恭喜你。可如果你属于那种从不用心听讲的男人，很可能就不知道会经历什么，更不要提如何指导产妇了。鲍勃医生第一个孩子出生的时候就是这种情况：

"离预产期还有几个月的时候我们就请了一位助产士。她和我太太雪儿建立了感情，所以在分娩过程中她对雪儿的需求一清二楚。我就把一切交给助产士，什么时候让雪儿走动，什么时候示意她躺下，如何引导她呼吸（是'吸吸呼'还是'呼呼吸'来着？），采取什么样的姿势使宫缩不那么难受。这就把我解放了出来，使我能和太太一起体验分娩的过程，给予她支持——给她揉背，扶着她走动，帮她翻身，擦掉她额头上的汗水，帮她补充水分，满足她需要的一切。"

吉姆医生也很高兴雇了助产士：

"在产前培训课上，我努力学习，希望能做个'教练爸爸'。可我突然想到，请个有经验的教练不更好吗？生孩子将会是我太太的辉煌时刻——她的超级杯比赛——我想，参加这样的大赛，没有一个球队会雇一个没有任何实战经验的教练。于是我们雇了一个专业人员，我们的助产士已经指导过几百次分娩，她认识医务人员，清楚他们的长处和短处，她会帮我们找最好的护士。这就把我给解放出来，让我扮演自己更适合的角色——紧张的新爸爸。除了帮太太擦擦额头上的汗，握着她的手，我还找来冰块和暖和的毯子（助产士告诉了我护士都把这些东西藏哪儿了）。"

如果你不能雇分娩助理，那就把你太太的闺蜜或家人请来给她情感上的支持，让医院的专业人员给予你指导。如果你的产前培训班还没有开始，那请务必参加，专心听讲。我们知道有的爸爸成了十分优秀的分娩教练，相信你也做得到。

"可谁来录像呢？"你可能会问。当然不会是你啦！对很多男人来说，放弃这么重要的任务实在舍不得，可相信我们吧，那天你可以找个朋友或家人担当摄影师。如果你想在兜里揣个小相机，偶尔拍个照，那也可以，但是别让相机碍事。再说了，难道你不想在每张照片里都露露脸，过几年后好向孩子们炫耀你这爸爸是多么热心、多么兴奋吗？

如果你把所有心思都用在分娩上，就会感同身受（几乎是吧——你当然不愿真的费那个劲、受那个罪啦），那样你就会在情感上准备好张开双臂欢迎小宝宝的到来。通常当你把刚出生的宝宝放在妈妈肚子上的时候，她会激动得泪流满面，可我们往往看到爸爸干站在旁边看着。抱抱你的小宝宝，依偎在妈妈身边，让泪水尽情地流吧。

你的生活就此不同，准备好迎接改变吧！不要做甩手掌柜，在这特殊的一天，勇敢承担起你的责任。全心沉浸在分娩的过程中，你就会更有心理准备迎接那小可爱进入你的世界。要是当时真的感觉不到对孩子的爱怎么办？那你很可能不是情感丰富的男人，不会在《卡萨布兰卡》结局的时候泪水横流。当然，你也很激动，只是不易外露。如果你无法深入到分娩的过程中，那也别担心，我们有治疗办法，而且马上就要讲到。翻到下一页，准备当爸爸吧。

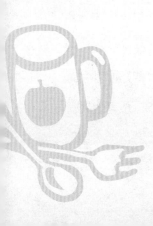

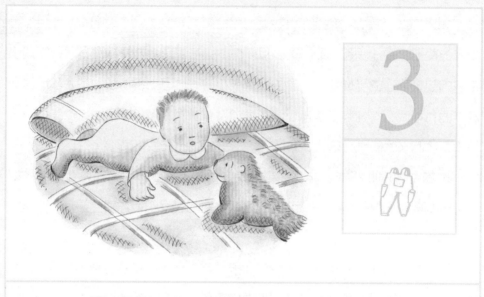

你和宝宝之间需要"强力胶"

现在你已经当上爸爸了，可能会想："我要成为什么样的爸爸呢？"我们暂且假设你想当好爸爸，甚至可能想成为出类拔萃的爸爸。如果你是在妻子或岳母的督促下才读这本书的，而且只打算做个一般的爸爸，那这一章就不是为你写的。可大多数人总是在探寻成功的奥秘，探索在他们的领域中脱颖而出的终极捷径。既然你新当上爸爸，那如何成为爸爸中的佼佼者呢？至少也得打进前10名吧？

要成为一个好爸爸，有一项是你必须做的，做好这一项，其他方面都会迎刃而解。这可以算是独门秘籍，掌握了这一手，你就可以跻身最棒爸爸世界杯啦。实际上这既简单易学，又复杂得惊人。做起来轻而易举，但要花费大量时间。不用查资料，不用看说明书（谁愿看说明书啊？），没有遥控器，也不用组装。这秘诀到底是什么呢？

只不过是要你抱孩子。

"就这？"你不禁问，"这就是那天大的秘密？听起来也太简单了吧？一定还有别的吧？至少给我一个包括3个要点或5个步骤的清单吧。任何像样的计划至少要有5步。"

真的没有。做个好爸爸归结起来只有一个基本的观念——建立亲情。当爸爸就和解决家里的问题一样，不管是修理损坏的东西还是自己动手盖房子，你要用强力胶，胶带也行，把自己和孩子黏在一起。

别走，回来坐下，别真去找胶水啊！这是打比方，且听我们细细道来。

你抱孩子越多，孩子对你就越熟悉。他会了解你的抚摸、你的气味、你的声音以及你的呼吸。他对你熟悉了，就会渴望和你接触。

可这样怎么就能成为一个好爸爸呢？在这样的依恋中得益的不光是孩子，抱孩子也将你身上最好的潜质激发出来。在爸爸篇第22章我们会讲到激素变化如何引发出母亲的本能，新当上爸爸的人也会出现激素变化，使他对宝宝做出反应。每当你听从这种本能，对宝宝的了解就多了些——他的呼吸、动作，他每一种哭法表达的意思。孩子哭闹时你哄他，玩耍时你脸对脸逗他，睡觉时你抱着他——在这上面花的时间越多，你对他的了解就越多，他也就越能建立起对你的信任，相信你能满足他的需要。你也能够越来越自信，建立起做爸爸的信心，而且这种作为父母的自信会在随后几十年中伴随你。有了这种自信，你作为家长就能为孩子做出所有（或几乎所有）正确的决定。

在写这本书期间，鲍勃医生曾观察到这样有趣的现象：

"我走进诊室，为一个一周大的婴儿做检查。做爸爸的抱着宝宝站在那里，宝宝吸吮着爸爸的指头。在我检查过程中，爸爸就站在近旁，手放在宝宝的头上。宝宝拉臭臭了，爸爸就给他换尿布。后来宝宝饿了，爸爸不需要妈妈的提醒，立即跑回车上拿哺乳靠枕。他将靠枕放在妈妈的膝盖上，再把宝宝递给她。这段时间妈妈在干什么呢？她坐在那里向我讲述她如何适应新出生的宝宝。我知道有了这样的爸爸，妈妈和宝宝都会得到很好的照顾。"

鲍勃医生在自己的孩子出生时是这样做的：

"我几乎什么别的都不做，就是抱着他。只要太太不给他喂奶，爷爷奶奶没抱他，我就抱着。只要他醒着我就一直抱着他。我为什么这样做？因为我嫉妒。我嫉妒太太因喂奶而同他建立起来的那种奇妙的联系，她对他那样熟悉，我知道我要不赶紧插手参与其中，就会错过一些美好的东西。作为新爸爸，这是我一生中的紧要关头。我要么撒手不管，让太太享受所有母子亲情，要么我也立即加入。天啊，我真高兴自己加入进来。人们经常谈论母亲的直觉，但我相信，我和孩子之间也建立起了一种直觉，几乎和太太的一样强烈。"

如果你决定要和宝宝建立亲密的关系，我们想提醒你一件事。你会听到你的父母、岳父母、其他家人和朋友们说你会把孩子宠坏的："别老抱着孩子。""那样你就再也放不下了。""那样他永远也学不会独立了。"

所幸，事实证明这些老派的说法都是错误的。全美国许多大学的研究者都发现，经常有人抱的婴儿长得更快，智力发育更迅速，运动能力更强，在过了婴儿期之后也更独立、更快乐。几乎任何一种生命，只要给予关心爱护，都会茁壮成长。反之，你若弃之不顾，任它自生自灭，往往就毁了。婴儿更是如此。

不要让任何人——包括我们自己——告诉你应该用违反直觉的方式对待孩子。只有你和宝宝的妈妈——不是你的岳父母，也不是你的朋友——才能真正断定什么对你们和孩子最好。你们要为自己建立的关系负责，要相信自己和自己的本能，同宝宝建立起能让这种本能蓬勃生长的亲情。

不幸的是，那些因担心宠坏孩子而没有和他们建立起紧密联系的父母，在孩子逐渐独立之后很难和他们亲近。鲍勃医生在有第一个孩子时就理解到了这一点：

"无论我帮不帮忙，太太都会'娇惯'孩子的，所以我想，干脆就和太太一样亲近这个娇宝宝吧。"

每当吉姆医生在办公室里听到有新生儿父母说不愿意老是抱着孩子，就禁不住恼火：

"'我们不希望他太依恋我们，'他们说。这时候我就知道又得开始一番长篇大论，好让他们的脑子开开窍，接受新思路。

我通常是从结果开始讲起。我问：'你听谁抱怨过自己十几岁的孩子太依恋爸妈吗？'我是绝对没有。15年之后，这些不愿抱孩子的父母都会绞尽脑汁地想，为什么他们无法跟十几岁的叛逆又以自我为中心的孩子沟通？老式的育儿模式遵循这样的规矩：不要和宝宝太亲了，不要老是抱着他，让他尽快独立……但等到他上初中的时候，家长们又拼命要把这情形逆转过来。

在同病人和自己的孩子接触的过程中，我发现几乎所有的青少年都会在某个阶段开始与父母在生理和情感上疏远，这是正常和健康的。如果父母在孩子婴儿期和儿童期与他们建立起了亲密的联系，孩子就会成长为适应能力强、充满自信又信任别人的青少年，还能与父母保持情感上的联系——尽管他们可能不愿别人看到他同父母一起逛超市。"

你可能会想，要是老是抱着孩子，那你在家还能做得了什么事？这就需要你的创造力了。你可以用背带之类的东西把宝宝背在身上。孩子小的时候，我们可以用背巾，因为这可以根据要干的活儿调整宝宝的位置，可以腾出双手，开罐粥啊、在电脑上打字啊，等等。我们甚至把孩子搁在膝盖上写了几本书呢。

不可否认，你岳母有一点说的对，孩子越抱就越愿意让你抱，对他来说好东西多多益善。但是如果你要和宝宝建立亲密联系，就要在最初的几个月里多花时间抱着他，从长远来看你是不会后悔的。

不要害怕和宝宝黏在一起。与孩子建立起紧密的联系，你和他终生都会珍惜这份亲情的。

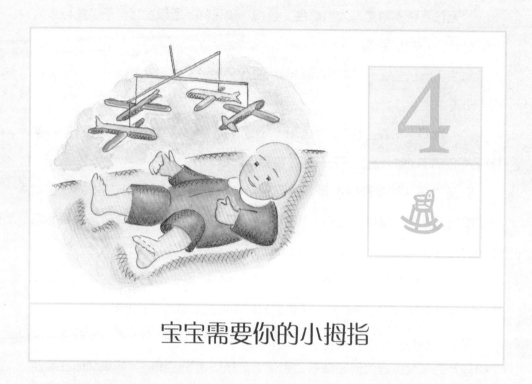

宝宝需要你的小拇指

孩子在医院出生后，除了亲情，还产生了很多别的东西。也许你不知道，很多人提到医生和医院就不舒服。可你是大人了，你忍得了，打一两针有什么可怕的，是吧？

可是如果现在病人不是你，而是你的孩子呢？

对于任何一个新生儿来讲，医院都是十分可怕的地方。在过去9个多月中，宝宝一直待在幽暗温暖、舒舒服服的子宫里。对他来讲，突然被抛到强光之中，身上插着尖利的针头，压着冰凉的听诊器，塞上温度计，这感觉十分不快，甚至痛苦难当。

宝宝被又戳又扎弄哭了，为什么这事很严重？怎么说呢，可能长远来看也许没有大碍，这些治疗宝宝确实挺得过去。但刚出生的几天他要经历很多事，他必须学会吃奶，必须开始和父母建立联系。他的生理——体温、呼吸、心跳速度和神经系统——必须学会自我调节。如果他感到舒服、满足和平静，从子宫内到子宫外的整个转换过程会更容易些。

你必须问自己这一问题：你想让宝宝在出生后的头两天哭着经历医院的这些程序吗？还是在这过程中不断安慰他，尽量把他的痛苦减到最小，让他更和缓地进入这个世界？

向医生开口提这样的问题确实不容易："这些程序真是必不可少的吗？有没有让孩子更好受点的办法？能不能等宝宝稍稍安定下来再说？"作为父亲，你几乎每天都需要为孩子挺身而出。

你遇到的医护人员，有些富有同情心，尊重你的意愿；可也保不准还有些对你不理不睬。"嗨，用不着担心，"他们可能会说，"小孩子皮实着呢，不会有事的。"那为什么护士抽血时宝宝哭得声嘶力竭？还有人会说："他会没事的，反正他现在还不记事。"不记事，宝宝就感觉好受了吗？

在孩子的余生中，医生、护士和牙医都会告诉他："别担心，一点儿都不疼。"等孩子长大点的时候，相不相信这些话他自己说了算，可现在你得替他说话。你可以像鲍勃医生那样做：

"我是那种凡事必问，能把护士问得翻白眼儿的家长。要是他们需要对我的宝宝做什么，我得从头到尾都在旁边安慰他。"

那你能怎样安慰孩子呢？研究显示，在做检查时，如果父母把婴儿抱在胸前，与他肌肤接触，他的痛感就会有所缓解。所以当护士给宝宝抽血时，解开衬衣，把宝宝抱在胸前，然后告诉护士动手吧。研究表明，婴儿若在抽血前和抽血后得到安慰，会感觉不那么难受。所以，让妈妈抱着也许更好。

当然，每次痛苦的检查治疗都要妈妈喂奶不太现实，但是给他点别的东西

吸吮着也差不多一样管用。鲍勃医生在有第一个孩子的时候学到了这一招:

　　"他喜欢吮我的手指头,所以每当有人要给他做什么检查、治疗,我就紧偎在他的小脑袋旁边,把洗干净的小拇指放到他嘴里。靠我的小拇指和妻子的乳房,小家伙在医院的日子好过多了。"

　　要成功代替乳房,你要了解吮指3诀窍:首先,大多数宝宝最喜欢小拇指,因为它和妈妈的乳头差不多大。第二,你得掌心向上,这样指甲压在宝宝的舌头上,而不是抵在他的上颚上(指甲务必剪得短短的,洗得干干净净的)。最后一点,你要让宝宝直吮到第二个指关节,就像他吃奶的时候不只是含着乳头那样。要是宝宝干呕,就把指头往外撤一撤。

　　每周我们都在医院为许多新生儿做检查。因为我们得给他们解褪褓脱衣服,检查中他们总会哭一阵。我们最喜欢的一幕是,新生儿的妈妈被孩子哭得心烦意乱,可她却没法起来去摸摸他。妈妈瞪着爸爸,使劲往宝宝的方向点头示意。最后当爸爸的终于明白过来,走过去给孩子提供安慰。要是不经妈妈提醒爸爸就能做到这一点的话就更好了。看到这种情况,我们就知道这个爸爸已经上道了。

　　有些新生儿的父母对去医院不那么紧张。他们似乎不太在意孩子遭受这些惊扰,他们相信无论医生护士做什么都是为宝宝好。无论宝宝多难受,他们都知道很快就会过去。但是我们倒是为那些看着孩子受罪而无动于衷的父母担忧,他们这么想得开是因为什么都不担心,还是因为对孩子还没有产生感情?

　　假如你觉得还没和孩子建立起感情,那也别担心。他出生才那么短时间。再多来点"胶水",多换几次尿布,过不了多久,谁都甭想把孩子从你怀中夺走,更不用说拿针扎他了。

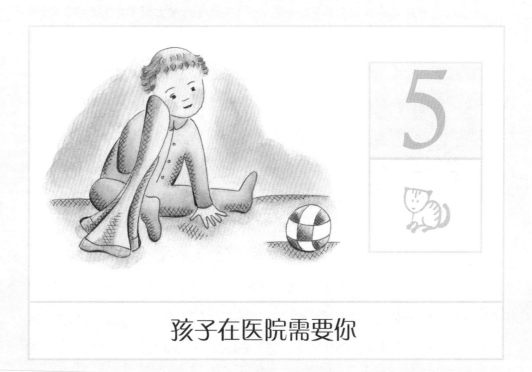

5

孩子在医院需要你

　　到底医务人员对新生宝宝做的哪些事可能让他感到疼痛和害怕？下面是通常要经历的主要程序以及让孩子感觉好受点的办法。

　　一旦婴儿被娩出产道，剪断脐带，通常会有以下情况：医务人员把婴儿放在妈妈的肚子上，在他身上盖上毯子，让爸爸妈妈立即享受和宝宝共处的喜悦。但有的医院的政策是把每个新生儿放在产床旁边的暖台上观察10分钟，然后才让父母抱孩子。实际上，你和宝宝的妈妈在这点上是有选择权的，而妈妈十有八九更希望你要求立即把孩子放在她肚子上。此外，负责指导美国医院新生儿护理政策的美国儿科学会现在也指出，婴儿出生后应该立即放在妈妈的肚子上（你可以从www.aap.org找到这一文件）。

　　婴儿刚出生后的头几分钟内，护士想把他放在暖台上来个全面检查。她将记录婴儿的生命体征、体重，在他的手腕或脚腕上戴上辨识牌。然后护士会在婴儿的屁股上注射一针维生素K，以防止出血问题。不用说这有些疼，但一下就过去了。有时，护士还会在婴儿眼中滴上消炎药水以防止感染。这并不疼，但会使婴儿的视线模糊，直到药水被吸收。现在护士将会花10~15分钟时间进行这些例行检查，包括记录检查过程，填写好检查结果。这听起来没多久，可对于熬过了十几个小时才生下孩子的新妈妈来说，这等待像是没有尽头。

　　下面的做法会更好：你可以先让护士把孩子在妈妈胸前放一会儿。有些例行检查推后一小会儿也没关系。妈妈抱着宝宝的时候，护士可以趁机仔细观察一番，看这婴儿是否看起来正常。这段时间，宝宝也可以第一次吃奶——根据美国儿科学会的说法，所有检查都应在第一次哺乳之后进行。在妈妈和宝宝亲热过一番，宝宝用清澈的眼睛凝视过爸爸妈妈之后，你可以请护士抱走他，进行更全面的评估。

　　如果婴儿是剖宫产出生的，那以上那一幕将在手术室进行。婴儿要立即放在暖台上，因为妈妈的肚子还有些难受。但你可以站在宝宝旁边，过一两分钟，等宝宝蹬腿哭起来，看起来一切正常时，你可以走过去把手放在他身上。如果护士同意，你可以抱起宝宝坐在妈妈的头边，好让她看看、摸摸孩子。

　　下面是鲍勃医生在照顾一例剖宫产时观察到的情况：

　　"通常新生儿的爸爸不知道宝宝在接生台上时可不可以碰他。我一把拉起一个爸爸的手放在宝宝身上。看到他在这最初的时刻惊异的眼神，我真是乐开了花。"

　　产科医生完成手术后，如果婴儿因为某种原因被抱到育儿室，我们建议你跟着，这样你就可以抱着他，而不是让他孤零零地待在婴儿床上。

　　有些婴儿，比如母亲患有糖尿病或自身体重超过4千克的，出生后几个小时内就要验几次血，通常是在脚后跟上用针刺取几滴血。有些护士喜欢把婴儿抱到育儿室验血，但实际上在你们的房间也可以。你要是不愿让宝宝离开你和宝宝妈妈的眼前，就直说。要是护士坚持只有在育儿室才能做，那你就跟着去。

第一次洗澡也可以推迟。婴儿刚出生的时候，皮肤上覆盖着一层叫胎儿皮脂的白色奶油状物质。这层天然油膜可以保湿，保护婴儿敏感的皮肤。护士不喜欢黏糊糊的感觉，所以可能会立即在育儿室给他彻底、干净地洗个澡。要是你见过新生儿洗澡的话，你会发现他自始至终大哭不止，浑身颤抖。洗澡让他很不愉快。在出生的第一天，没有理由非得给婴儿洗澡。宝宝可以好好和你们在一起安静待着，一起睡觉，吃几次奶，然后你和太太再把宝宝放在床上，用海绵轻柔地给他擦洗一遍。

宝宝回家之前还会经历一次血液筛查，以检查PKU（苯酮尿症）以及其他罕见的疾病。从宝宝脚后跟抽出足够做检查用的血需要好几分钟，所以准备好你的指头。提醒一下：在检查之前，可以要求护士用温暖的湿布把宝宝脚后跟捂几分钟，这样血流更通畅，从而缩短取血过程。

宝宝还要做听力测试。这种评估并不痛苦，既可以在育儿室做（你可以坚持跟着去），也可以在你们的房间做。

医院恐怕是世界上最难睡安稳的地方。一旦喂过孩子，换过尿布，打发他睡觉，你以为终于可以合上眼睡几个小时了，这时却传来敲门声。有人要来给你妻子和孩子检查生命体征，看他们情况如何。你可能会说，"到现在为止，一切都好。"这时宝宝哭起来，大家都醒了。最糟糕的是，这一幕在这一夜每隔两个小时都重演一次。

你可以这样办：夜里宝宝一醒，你就去找护士，来给母子两人做检查，然后要求她在随后三四个小时内不要打扰你们。告诉她宝宝醒的时候你再按铃叫她来，这样她就不会每次把你们几个都吵醒。如果你是唯一提这样要求的爸爸，那对她来说就不是问题（在你们决定出院之前，千万不要把这诀窍传授给别的爸爸）。

有些爸爸在经历了孩子出生的漫长考验之后实在疲惫不堪，于是就把妈妈和宝宝留在医院里，自己回家睡觉去了。如果家里还有别的孩子，我们可以理解。可如果这是你的第一个孩子，那你还是把回家睡觉的念头藏在自己的心里吧。不要问妻子是否介意你回家睡，这一问，就会把辛辛苦苦陪她分娩所挣的分全部抵消掉了。再者，你要是不在医院，就没人能替妻子和孩子挡驾了。所以，还是安安生生地在地垫上或窄窄的躺椅上过一夜吧，不过就几个晚上。

有些医院会劝你和太太把孩子放在育儿室里过夜，好让你俩好好休息；有的医院会坚持要你们把孩子留在房间里自己照顾；有的医院已经没有育儿室了。我们建议你们把孩子留在身边。如果护士人手不够抱不过来，送到育儿室的孩子基本上一晚上都在哭，甚至是号啕大哭。而且，如果在你睡觉时把吃母乳的宝宝放在育儿室里，护士很可能要用奶瓶喂他配方奶或给他含安抚奶嘴，这可能会妨碍他学习正确吃奶。在这一点上，美国产科学会可以成为你最好的后盾：它的研究明确指出，吃母乳的孩子不应当使用奶瓶和安抚奶嘴。

每个要用母乳喂养孩子的父母都应知道：充足的奶水有时在分娩三四天后才会有，在此之前，乳房会分泌一种叫初乳的很有营养的液体，只是量很小。婴儿出生第二天开始感到饥饿，妈妈应该每两小时喂一次奶，想再多一点也行，这样既可以安抚孩子，也可以使奶产得快一些。如果过了两个小时孩子没有醒来吃奶也不必担心，过一个小时再喂也行。到第3天，你会注意到孩子更饿了，如果还没有母乳，孩子就会清楚明白地表达他的不满。但是只要频繁喂奶，妈妈很快就会有奶水可以填饱那饥肠辘辘的小肚子了。

在最初几天里，宝宝需要喝配方奶吗？不需要。婴儿出生时，体内有大量额外的水可以给他提供足够的水分，足以维持到妈妈奶水充足。会不会有护士试图说服你给宝宝喝奶粉？有可能。她可能会说孩子会脱水的。大多数情况下这种说法根本不对，会给新妈妈造成不必要的担心。你要不停鼓励妈妈让孩子含着奶头，也许到第四天的时候奶水就会很充足了。

如果孩子还没出生，那你们可以在入院前把自己对分娩和住院期间的想法写在一张纸上。入院的时候把你们的"生育计划"拿给产科医生、助产士以及照顾你妻子和孩子的护士看看。更好的办法是，在你们产前参观医院拜访医生或接生护士时，和他们一起谈一谈你们的优先选择。

关于医院，我们给你提了很多建议，但我们并不是要把他们塑造成负面形象。实际上，医院的护士对新生儿的父母有极大帮助。有时候医院的一些规定或做法会干扰父母和新生儿之间的天然纽带，我们只是想让你们知道还有其他选择可以为新妈妈和宝宝谋福利。同医务人员打交道一定要客气，他们是来帮忙的。但是有问题也一定要问，你要为孩子挺身而出。

有一个办法可以帮你和医务人员搞好关系，那就是让朋友或家人到医院来看望宝宝的时候，带些家里做的糕点或其他好吃的东西，送到护士站以表谢意，这会使护士们很快记住你是"278室送糕点的夫妻"，而不是"大厅头上那对不好伺候的两口子"。

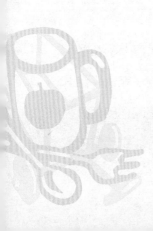

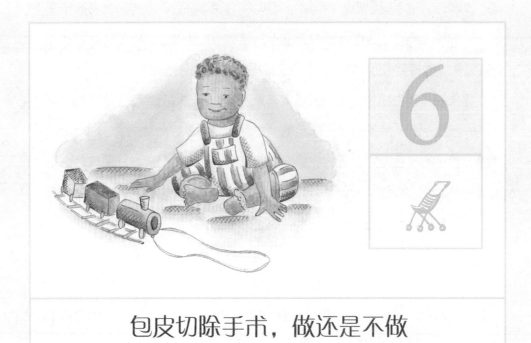

6

包皮切除手术，做还是不做

　　在美国，如果你有个男孩，在出院之前还有个问题需要决定。许多年前，美国几乎所有的男孩都切除包皮。但现在，许多父母对此犹豫不决，不少父母决定顺其自然，保留孩子的包皮。通常妈妈都不愿意让孩子做，而爸爸愿意。我们见到的情况是大多数妈妈让爸爸决定。在做此决定时，你可能会遇到很多错误观念和过时的信息。以下是你应该考虑的几个相关事实。

　　根据美国儿科学会的研究，常规的包皮切除手术没有多少医疗上的益处。过去人们认为，切除包皮的男性患阴茎癌的可能性更小，他们的长期性伴侣得宫颈癌的概率也更低。现在我们知道这样的益处微不足道，完整的包皮有时会因为轻度感染而发红肿胀，但用温水浸泡和冲洗就会很容易治好。更严重的感染很罕见，服用抗生素也很容易治好。即使每一个没有切除包皮的男性一生中都感染过一两次，也不足以成为早早切除包皮的理由。只有在极少数的情况下，一个男孩或男人的包皮反复发炎才使切除包皮成为必要，这时他会后悔没有一出生的时候就切除。但是我们再说一遍，反复感染是极为罕见的。过去我们还以为包皮切除的男孩和男人比没有切除的人膀胱发炎的概率也要小很多，实际上两者概率相差无几，而且炎症往往出现在最初几岁时。过了那个年龄之后，切除过包皮的男性得膀胱炎的概率与未切除过的人差不多。做不做包皮切除手术，应是基于医疗利弊之外的考量。

　　那非医疗方面有什么可考虑的？有些人切除包皮是遵照宗教或文化传统，还有的人是因为他爸爸做了。而现实生活中，孩子注意到你和他阴茎的区别在于阴毛。吉姆医生是在儿子5岁的时候认识到这一点的：

　　"我和乔纳森在超市里碰到我的几个熟人，我把他介绍给他们，乔纳森大声说：'我爸爸的鸡鸡上有毛毛！'我当时恨不能找个地缝钻进去。"

　　还有些美国父母担心孩子在更衣室里被同伴们笑话，但是现在美国学龄儿童没有切除过包皮的也大有人在。越来越多的美国父母不为孩子做包皮切除手术（吉姆医生上初中时，更衣室里只有他一个人没有切除包皮，但自从他成为足球队最佳球员后，就再也没人为此嘲笑过他）。目前，美国一半的男婴包皮保持完整，而在20世纪80年代，这个比例只有23%。欧洲大多数国家和世界上其他地方已经不再做常规的包皮切除手术了。

　　最后一点，有的父母担心不切除包皮阴茎清洗起来太麻烦，尤其是在儿童时期。确实，包皮下会积聚一些白色的东西，但这不过意味着洗澡时多一小块需要洗的地方而已。从3岁到青春期之间，包皮会自然缩回去，在此之前你不应该把包皮撸回去，里面也就不会存污垢，不用清洗（如果不到时候你就把包皮往后撸，宝宝会大哭大闹以示抗议，那样你会使他痛苦，易引起感染）。时间一长，包皮会自动变松，阴茎头会慢慢露出来。一旦包皮容易缩回，就要在洗澡时就把它拉回来，清洗它就变成一个常规的卫生步骤。

许多美国父母对我们讲不给孩子切除的理由。有的只是想顺其自然。不管他们认为是上帝创造了包皮，还是认为那是人自然进化的结果，他们都认为没有必要改变自然提供的东西。还有的父母懂得包皮有些生理功能：上面布满神经，对触摸极为敏感。它也会保护龟头，使其避免和衣服反复摩擦，免得日积月累越发迟钝。它还保留了性的愉悦（尽管有个做过切除术的父亲说："就算我那里能感到更多刺激，也不足以持续到能让我太太感到愉悦"）。还有一些伦理方面的问题需要考虑。有些个人或团体，包括医疗协会，反对常规的包皮切除手术，因为他们认为父母未经孩子同意而改变他们的阴茎是不道德的。有些做过切除的男性曾表达过他们因痛苦而产生的愤怒。

有的美国父母担心切除手术会给孩子造成创伤性痛苦。幸运的是，大多数医生都会在婴儿阴茎周围注射麻醉剂，所以婴儿在手术过程中一般感觉不到什么（尽管术后一周阴茎会感到酸胀）。婴儿往往会平静地躺在那里东张西望，嘴里含着安抚奶嘴或父母的手指头，有的宝宝甚至会睡着。但有些切除手术就不那么风平浪静，有的婴儿即使打了麻醉剂也会在整个过程中大哭不止。有的医生不打麻药，那就会使这一考验成为创伤性的痛苦。

有时候父母会选择等孩子一两周大再做切除。这样的婴儿在手术过程中会哭得更厉害，即便注射了麻醉剂。越大的婴儿越能意识到发生了什么事，而且他们不喜欢被捆住不动。婴儿出生后两三天之内在医院做手术会表现得更平静些。如果你决定做的话，我们认为越早越好。

大多数父母认为，一旦做过包皮切除，阴茎就可以"免护理"了，但根本不是这样。在手术后一周内，你得在每次换尿布的时候在肿胀的阴茎上涂上凡士林，而且这还不算完，新切除的皮肤边缘会黏连，你得每天检查一下看有没有黏连，在一两月后复查时剥离黏连，可能会很疼。

我们的儿子出生时，对于他们的包皮，我们决定不做切除。我们想如果他们以后想切除的话也可以。最后，鲍勃医生的一个儿子在两岁时需要在做膀胱手术的时候做包皮切除，因为他的膀胱反复感染。他们没有因为在孩子出生时没做切除而后悔。不管怎样，他反正是需要做膀胱手术的。而其他的男孩，他们将来会需要做许多关于身体的决定：是否要文身，是否要打耳洞……以及是否要保留包皮。现在有些男人觉得要是有包皮就好了。我们想，还是让孩子自己决定吧。

如果你打算给宝宝切除的话，一定要打定主意。如果你还拿不定主意，不要只是为解决这件事就匆匆忙忙在医院做了。让你宝宝的包皮完整地过几周。然后，如果你决定了，也可以在宝宝出生后6周内的任何时候做手术。

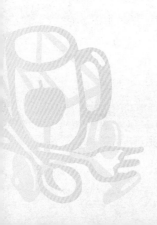

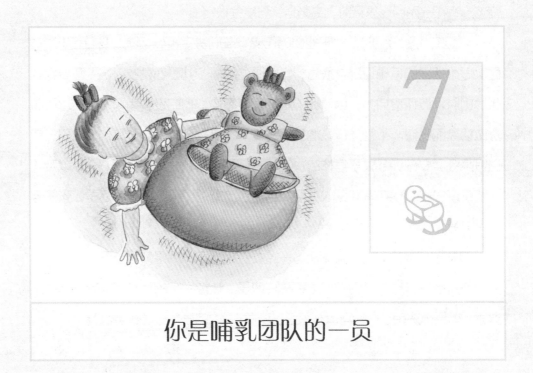

你是哺乳团队的一员

　　有些事，许多新爸爸觉得做得不如妈妈们好，大多数新妈妈也同意这一点。但我们更想说，爸爸有时候和妈妈做事不太一样，不是做得更好或更差，只是方式不同。但有一件事，就连爸爸们也得承认自己根本不行，那就是哺乳。当男人们发现自己做不好什么事的时候，就会认为它无足挂齿而不予理睬。可喂奶这件事绝非小事，不仅很重要，而且作为哺乳团队的辅助角色，爸爸也极为关键。下面就讲一讲原因。

　　对于新手妈妈和新生儿来说，哺乳并非是水到渠成，需要努力才行。婴儿可能无法正确含住乳头，妈妈的乳头可能会疼。但是，有了别的妈妈或哺乳顾问的帮助，有了爸爸的鼓励，那就没有什么能阻挡他们建立成功的哺乳关系。

但最令新手妈妈泄气的是丈夫不理解母乳喂养的重要性。我们听到一些爸爸说过这样的话："咱还是算了吧——太费劲了。""亲爱的，咱就用奶粉吧。""你太累了，奶水不够。""用奶瓶喂省事儿多了。"

我们也听到另外一些爸爸的话，与这些缺乏支持的话形成对比："咱们一起努力，你能做到的。""我知道你很累，很不容易，可是奶粉总是不如母乳好，咱们的宝宝也应该吃到母乳。""我会尽一切努力帮你给咱们的宝宝喂奶。"

男人解决问题往往求快，可妻子告诉我们，大多数女人不喜欢仓促了事。她们希望丈夫明白所面临的挑战，并且希望得到他们的支持。准备好鼓劲的话吧，你会用得着的。

你可能会想，母乳喂养到底有什么特别之处，这事怎么就那么重要？原因有上百条，但可能了解几条就足以激发你鼓励太太给宝宝喂奶的热情：母乳喂养有益孩子的健康；吃母乳的婴儿不易得过敏和哮喘，也更不容易得别的疾病；母乳喂养也可以防止SIDS（婴儿猝死综合征）的发生；吃母乳的婴儿长大后患癌症和糖尿病的可能性更小；最后，母乳喂养也对母亲的健康有益，女性给孩子哺乳一年或更长时间会大大减少得乳腺癌和卵巢癌的风险，对那些有这两种癌症家族病史的女性尤其如此。

母乳喂养不仅使孩子不易患病，而且能使他们的大脑发育更好，母乳喂养的婴儿智商更高。实际上哺乳时间越长，孩子越聪明。在出生后的最初几年中，婴儿的大脑每天都会形成新的神经连接，而母乳中存在促进这种连接形成的特殊生长因子。婴儿的大脑就像一个有几百万条"电线"的巨型家庭娱乐系统，最初只有几根"电线"是相连的。每天都有几根新的"电线"连接起来，直到几年后，整个系统开始完全正常运行。母乳喂养可以确保所有的"电线"都正确连接。而喝配方奶粉的婴儿形成的连接没有那么多。这就是为什么母乳喂养应该持续至少一年，两年就更好了。

哺乳除了对妈妈和宝宝有好处，对爸爸有没有好处呢？当然有啦。要是你的宝宝不会整夜不睡、咳嗽、打喷嚏，你就能睡得更踏实。你还能省下几千块看病、买奶粉的钱。鲍勃医生还发现另一个额外的好处：

"我能一睡一整夜！我们的宝宝一般每晚上饿醒两三次（好吧，有时候五六次，太太告诉我）。可我太太很快明白，让我哄他们睡觉根本不顶用，于是我就不用值夜班了。我睡得太熟了，但是每天早上起来后我都问她夜里过得怎么样。

我记得有一天早上醒来，看见我6个月大的宝宝在我身边，盯着我的胸脯看。他趴过来，张嘴想叼住我的奶头。我哈哈大笑，搞得他以后再也不试了。"

说到哺乳，我们男人真的一无是处吗？不一定。你可以这样帮忙：在最初几周内，妈妈需要有人帮她给孩子找到合适的吃奶姿势。每次准备喂奶时都问一下你能帮点什么忙。喂奶会使妈妈背部紧张，所以准备每天晚上帮她按摩后背。喂奶也会使妈妈口渴，所以你就当她的运水工。灌好几瓶水，放在房间各处。对于哺乳的妈妈来说，健康的零食也应是必备的，所以准备好一些什锦杂果、新鲜水果、干果、果仁、对健康有益的饼干以及其他她喜欢吃的东西，放在她伸手可及的地方。

吉姆医生在床边放了一摞靠枕：

"最初几周半夜喂奶的时候，我太太需要把后背和胳膊靠在好几个靠枕上。我的任务就是帮她坐得舒服些。一旦把她支起来坐好，我就可以接着睡。好在她很快学会了躺着喂奶。"

我们常听爸爸们说，他们因为不能喂孩子，感觉有点被冷落。不要老催你太太用奶瓶喂。大多数女人认为不值得费那么多事把奶吸出来好让爸爸用奶瓶喂孩子。而且提醒你一句，如果妈妈真答应你白天用奶瓶喂，说不定她也会让你值夜班。在第一个月，绝对不要要求用奶瓶喂，要一直等妈妈亲自喂奶成为固定习惯后再说。在最初几周也不要提出用安抚奶嘴，安抚奶嘴和奶瓶嘴会使宝宝迷惑，影响妈妈喂奶。

即使过了第一个月，偶尔给母乳喂养的婴儿用奶瓶也有坏处，有的婴儿会渐渐喜欢上奶瓶而抗拒母乳。如果妈妈有几次不喂奶，让你用奶瓶喂，那她的奶水产量也会受影响。这些问题可能会使母乳越来越少，最终导致过早断奶。

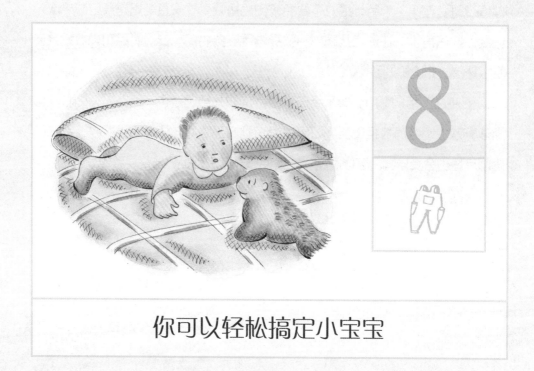

8

你可以轻松搞定小宝宝

　　到现在为止，你已经学会了迎接宝宝到这个世界上来的一些基本要素。你已经抱过孩子，换过一两次尿布，当上了太太的运水工、按摩师、快餐服务员。下面该干什么了呢？生活中大多数的事都有明确的说明。要是有份新工作，你就要达到一些目标，按期完成任务。要是买辆车，你开就是了。你要是买了套新的家庭娱乐系统，安装好享受就是了！可有了小宝宝，你这新手爸爸到底该干点什么呢？我们已经提出一点你必须做的事——抱孩子。可这只是一部分。婴儿还需要换尿布、拍嗝、洗澡、穿衣服，一遍又一遍。这些事谁做呢？你可能会说："孩子他妈啊。"错！作为爸爸，你能大显身手的最好方式之一就是积极承担所有的小事，这些不起眼的小事加起来就是不少活儿。你做的每一件事都会把你和宝宝的关系拉近一点。

许多新手爸爸不确定具体怎样照顾婴儿。曾经有几个人甚至问我能不能摸一摸宝宝。吉姆医生最近听一个新手爸爸说他从观察护士照料宝宝学到很多东西：

"看着护士给宝宝洗澡他很惊讶，她竟然对宝宝那样又捏又搓。洗澡的手法并不重，可好像也不轻柔。在意识到自己新出生的宝宝不是蛋壳做的之后，这位爸爸更有信心抱孩子、换尿布、包襁褓了。他不再担心孩子会被'弄碎'了。"

我们已经讨论过，在喂孩子吃奶时你感觉自己多么没用（除非你的孩子是用奶瓶喂的），但是喂完奶你就有用武之地了。你可以在小家伙吃完奶后主动要求给他拍嗝。怎么做呢？有两种基本的方法：一种是竖着抱，把他的头靠在你的肩头；或者让他坐在你的腿上，用手掌揉按他的肚子。无论是哪种姿势，都要用手掌稳稳地拍他后背的中上部，直到他打嗝为止。

哟，是不是忘了说你需要在肩膀或腿上搭一块儿呕吐垫？真抱歉，他吐在你身上了，温热的溢奶顺着你的后背往下滴答着。拍嗝垫就是为了接住吐奶的，现在你知道了吧。

如果一两分钟内宝宝还没打嗝，就换个姿势。如果还是没打，可不要不提醒妈妈一声就把孩子递给她，不然宝宝的半顿午饭就要吐在她的新衣服上了，那样倒霉的会是谁呢？当然不是宝宝。如果孩子就是不打嗝，过几分钟再试一次，一般情况你都可以成功的。要是最初几次不成功，太太白你一眼把孩子夺过去，只拍了一下宝宝就打了个大大的饱嗝，你也不必着急——经过练习你会做得更好。

鲍勃医生回忆起第一次给他家老三拍嗝的经历时这样说：

"我记得宝宝刚出生那天晚上哭闹不休，搞得我们不知所措。我们已经给他喂过奶，换过尿布，抱过他，也轻晃过他，可他就是哭个不停。我和太太你抱一阵我抱一阵，折腾了一个小时。后来我抱着他，把他的头搁在我的肩头，'嗝儿——'的一声。唉，是啊，喂完奶忘给他拍嗝了。实际上是我太太忘了给他拍，是我扭转了乾坤。"

另一个能令你大显身手的活儿是换尿布。等一下，如果你的宝宝只有一两天大的话，在换尿布之前得提醒你，最初换的几块尿布上不是通常那种可爱的、软软的、黄黄的婴儿便便。不，不，不。最初两天，尿布上是黑色的、沥青样的、黏黏的东西，叫胎便（Meconinm，拉丁语意思是"哇，真脏"）。这些粪便在胎儿体内积攒了好多周，而你在最初两三天看到的将是最脏的尿布。婴儿往往在吃奶时或刚吃过奶就大便，所以如果你能接手处理，让妈妈休息5分钟，她一定会特别高兴。

换尿布：备好一块尿布和护臀霜，还有一件新衣服，以防尿布侧漏。抽出三四块湿巾准备着。在地板或尿布台（我们建议在地板上，因为婴儿总是扭来扭去，就连最保险的尿布台也出现过滚下来的情况）上铺上隔尿垫，把宝宝放在上面。把干净的尿布放在宝宝屁股下面，拿用过的尿布前片给宝宝擦拭屁股，然后把这块尿布折叠起来，用湿巾清理宝宝的屁股。一定要擦得彻底干净，不然宝宝若得了尿布疹，妈妈会埋怨你的。把脏尿布拿开，再涂上大量的护臀霜（还是为了免得为尿布疹而受埋怨），然后把尿布黏起来（如果用的是棉布的尿布，那就用尼龙带、按扣或别针等把它固定住），免得弄得垃圾桶里臭烘烘的。最重要的是，不要把隔尿垫弄脏了。你可能会想："可隔尿垫不就是干这个用的吗？"没错，可那样不得有人洗嘛。

尿湿的尿布也是这样处理，只是没那么脏。如果宝宝是女孩，最初几周还要用温水漂去湿巾中的肥皂（或者用湿布擦也可以），以免宝宝感染。还有一点要注意：如果宝宝是男孩，揭开尿布，千万不要扭头不看他的小鸡鸡。你换尿布的时候，小家伙正盯着你呢，只等你一扭头，他就尿你一身。你会知道，他的小鸡鸡一翘起来就要尿了。手边多备一块尿布，一有情况就可以抓过来盖上。好玩的是，他经常不是滋你一脸，而是滋自己一脸。

如果你真想看起来像个换尿布的行家，那就试试吉姆医生从儿子身上学到的技巧——抓住脚腕子。你要是能一手抓住两瓶啤酒，就知道怎么办了：把他的两个脚腕抓在一只手里，然后往他头的方向提，这会抬起他的屁股，让他上身动不了，尿布也会露出来，这样就可以腾出另一只手给他擦屁股了。

什么？你不喜欢换尿布？我们还没见过那个当爸爸的喜欢这脏活呢，可宝宝的便便就是我们的职责。我们认识一个爸爸，为了永久摆脱换尿布的活儿，故意把尿布包得很松，结果便便从尿布里漏出好几次，妈妈就再不让他换尿布了。当你的孩子需要换尿布的时候，你可以拎罐啤酒看球赛，随你便——当然孩子的成长过程你也就错过了。

大便的样子：你会发现，知道婴儿的大便该是什么样子对你大有用处。这样，当你看到不同寻常的情况（因为你换过好多次尿布了，对吧）时，知道自己该惊慌失措还是高枕无忧。正如你已经知道的，宝宝最初几天的便便是那种黑乎乎的黏黏的胎便。随着宝宝吃奶越来越多，便便变成偏绿色的黏液状大便；宝宝一周大以后，便便会变成黄色的奶瓣样（像芥末酱和黄色奶酪的混合物）。如果便便的颜色和稠度偶尔有点变化也不要惊讶，除非变化持续好几天，否则就不用管它。

脐带：那一小截黏湿的脐带头呢？该怎么处理？第一，不要拉它，你可不想为脐带头过早脱落而受埋怨吧。再者，如果脐带头渗出黏液或血，不要担心，这很正常。以前我们建议父母每天用酒精擦拭脐带头周围几次，但新的研究表明这可能没有必要。如果脐带头发红肿胀或发出异味，就应当在每次换尿布的时候用酒精擦一次。在孩子出生后4周之内，给孩子洗澡时都要注意，不要弄湿，直到脐带头干结脱落为止。

婴儿需要多久洗一次澡？实际上婴儿不脏，只是因为吃奶和吐奶变脏，再就是屁股垫尿布的地方。这些地方可以用婴儿擦拭巾和防吐垫保持清洁。婴儿每周只需彻底洗一两次澡。有的父母觉得这样可以，但有的父母，尤其是妈妈，每天都想十分仔细地给孩子洗一次澡。当然太干净也没什么坏处。

可到底怎样给一个小小的、扭来扭去的、一进水就滑溜溜的宝宝洗澡呢？这不容易。我们建议你在妈妈做的时候仔细看几次，然后再让她看着你做，等她说行了，你就可以独立操作了。如果你们两个都不知所措，那就找来其他相关内容的书刊认真阅读。

想一想，我们当爸爸的还能为宝宝做点什么呢？啊，对了，穿衣服！这需要极大的技巧。在为婴儿穿衣服之前，你恐怕从没见过这么多令人眼花缭乱的按扣，你永远搞不懂哪个应该扣在哪个上面。你费了5分钟时间终于扣完了所有的按扣，最后却发现多出一个来，于是你还得把所有的都解开，找找漏掉了哪一个。

下面是给宝宝穿连体衣的办法：把衣服铺在地板上，解开所有的扣子。把宝宝仰面放在衣服上。先把胳膊穿进去（这是关键），再穿进腿。从脚部开始摁扣子，直到裤裆。然后跳过中间再从脖子开始往下扣，直到腰部。最后一步是胯间的扣子，也是最让人糊涂的，这留到最后。你就可以反复扣，直到看起来对头为止。

上半身没有按扣的连体衣怎么穿？这样的一般在脖子一边有几个按扣。把这些扣子解开，把衣服从宝宝头上套进去，然后把其他部分也穿进去。可能看起来最简单的办法是先把宝宝的腿从领口伸进去，然后把其他部分拉上来，可这样根本不行。还是先伸胳膊后伸腿，然后从腿开始往上扣扣子。别忘了脖子侧面的扣子，不然有的妈妈会为此而生气的。

可我们为什么要在这么一本为男人写的很男人的书里谈论婴儿服装式样？因为如果一个爸爸能在两分钟内利索地给宝宝穿上衣服，尿布包得妥妥帖帖，所有的扣子都系得板板正正，一定会让妈妈对他刮目相看。我们认为你是打算做一个出众的爸爸的。

如果你的宝宝不是母乳喂养的，很显然你要帮着用奶瓶喂奶（如果在此之前这对你不是"显然"的事，就算我们善意的提醒吧）。如何给奶瓶消毒？应该给宝宝喂多少奶？多长时间喂一次？应该用什么样的配方奶粉？这些问题都很可以从相关书籍中关于奶粉喂养的部分找到。

在美国，有两种东西男人绝对不能掉在地上：橄榄球和宝宝。吉姆医生曾目睹几次很险的情况：

"最近，我走进一间医院病房，为几个患病的新生儿做检查，我看到一个爸爸坐在摇椅里，怀里抱着小宝宝。看到两人已经开始建立联系让人很欣慰。然后那位爸爸小心翼翼地把宝宝递给我，好让我进行第一次检查，结果差一点把他掉在地上。爸爸把宝宝放在臂弯里抱在胸前——孩子打盹时这姿势很棒，但递给别人时就不行了。那位爸爸的更有经验的哥哥来探视，看到这一幕笑起来，说：'要是你高中橄榄球教练看到你现在的样子，你就完了！这几乎是你一辈子最大的失误！'那个爸爸抱宝宝太轻柔了，以致差点儿把宝宝掉在地上。

于是我向那位爸爸传授了一种更安全的抱孩子的办法。从抱着的姿势，把手滑过来抓住他，就像抓住一只橄榄球。一只手应该放在宝宝的屁股下面，拇指和食指抓住大腿根儿，另一只手托住后背上部和颈部。这个动作让我联想到橄榄球四分卫在选择性进攻时拿球的姿势——很牢靠。这样你就不会把宝宝掉在地上了。"

哦，还有最后一件事。在婴儿出生后的头几周，每个宝宝都可能会有15种异常。这些都极为正常，但却会让新当上父母的人担心。你要对这些特点有所了解，这样，当宝宝出现这些情况、妈妈急着找医生时，你就会平静而自信地说："别担心，亲爱的，所有的小宝宝都这样，很正常。"你可能需要记下这一页，这样当她像看疯子似的看着你的时候，你好找出来做参考。

打嗝：大多数婴儿吃完奶之后都会打一会儿的嗝。

吐奶：有的婴儿好像把整顿饭都吐光了似的。只要婴儿看起来没事，不哭不闹，体重还在增加，那就不要担心。这不是医学问题，只是需要多洗几次衣服而已。

尿布疹：因为婴儿的屁股经常浸在大便中，每个新生婴儿的肛门周围都会发红，有时候你甚至会看到有点流血。只需经常换尿布，涂上一层厚厚的护臀霜，他就会好的。

鼻塞和呼吸不畅：大多数婴儿在刚出生的几周内都有些鼻塞。不，你的孩子很可能没病。他的鼻子只是在适应空气中的东西，这会过去的。妈妈可以在宝宝的鼻孔里滴几滴奶水或用点盐水喷雾，再用球形吸引器吸出来，以保持鼻子通气。

湿疹：许多婴儿脸上、脖子上和上半身会起红色的疙瘩、脓包或斑点，这种正常的新生儿湿疹起因尚不清楚，但会自行消失。

皮肤干燥脱皮：在出生后的几天内，婴儿的皮肤看起来发干，尤其是四肢。你不需要使用任何润肤露。实际上这并不是皮肤干燥，只是皮肤表层在脱落，下面的皮肤还是很健康的。

头皮结痂：也叫乳痂。这种无害的状况不是不卫生导致的。每次洗澡前用橄榄油轻揉宝宝的头皮可以软化结痂，然后用梳子轻轻梳掉。宝宝的妈妈可能还不知道这一招，这样你就会显得像个天才。

放屁：每个宝宝都会放屁。只要放屁不伴随大哭大闹，你完全可以为自己的小家伙骄傲。要是每次放屁都显得很痛苦，就得咨询医生了。

打喷嚏：在刚出生的头几周，婴儿经常打喷嚏，这通常不是过敏或疾病的征兆，只是保持鼻子通畅的方法。

阴道分泌物或流血：这对一两周大的女婴是正常的。

小便发红：你会在尿布上看到砖红色粉尘样的东西，不要担心，那不是血，而且过几天就会消失。

呼吸不规律：新生儿经常会急促呼吸几秒钟，随后是较长的停顿。这很正常。

眼睛中有红斑：婴儿在产道中受到挤压，通常会在眼白中留下红色斑点。这种状况过几周就会消失。如果眼睛大部分是红的，那就得找儿科医生检查一下了。

绿眼屎：这种现象很多见。只要眼睛不发红，就不必担心。妈妈在喂奶之后可以在每只眼睛中滴几滴奶水。不错，母乳就是万能灵药。

抽搐：许多婴儿手脚会短暂抽搐，尤其是睡着后，这是由于婴儿神经系统发育还不成熟所致。如果抽搐超过30秒，则应该告诉医生。

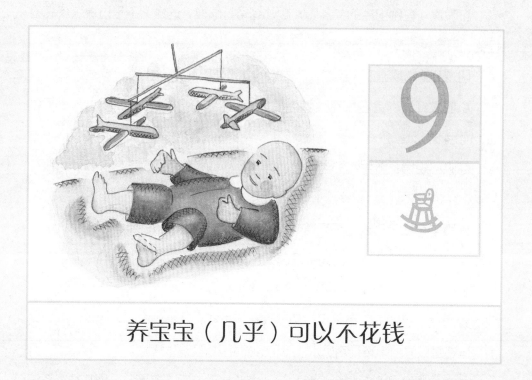

9

养宝宝（几乎）可以不花钱

天下没有免费的午餐，大多数人也会说天下没有不花钱的宝宝。年轻夫妇们经常告诉我们"我们正在攒钱准备要孩子"或者"我们要等到经济更稳定的时候再要孩子"。在如今需要夫妻双方都出去工作的社会，一方留在家中失去一份收入将会造成很大负担。但令我们惊喜的是，婴儿实际上所费有限，至少是在最初两年。一旦他们再大点，开销就大起来——买食物、衣服、玩具、上学、娱乐活动等。可现在你的宝宝还很小，不会花你很多钱的。

我们俩的第一个孩子都是在我们上医学院期间出生的，所以当时我们根本没有收入。我们俩的妻子怀孕时都还在上班，但她俩都打算等孩子生下后就待在家里。那我们是怎么过来的呢？我们靠额外的助学贷款生活，还有父母的一点帮助。我们量入为出，而且发现了很多不花钱养孩子的办法。下面这些办法你都可以用得上。

首先我们谈谈哪些东西不该花钱。

其一，婴儿食品。前半年，如果是母乳喂养，就不用在食物上花钱。妈妈为了产奶水得多吃饭，而母乳喂养就像是父母花钱下馆子孩子不需要付钱一样。母乳喂养所需要的开销不过是几个哺乳胸罩和衬衣。在孩子长到半岁的时候，大多数婴儿吃很少的辅食，主要的营养还是来自母乳。你不必买昂贵的婴儿食品，只需让他吃点你吃的东西，再给他打点蔬菜泥就行。大多数婴儿在蹒跚学步期间吃不了多少东西，所以现在还不要觉得家里多了一张嘴吃饭。

如果你和你的太太舍弃母乳这样的天赐美味而喂孩子配方奶粉，我们希望你们已经攒够了钱。在美国，奶粉大约一年要花1500美元，这还没算上奶瓶，以及由此引起的经常看病花的钱。

那婴儿衣服、玩具、奶瓶等东西呢？这些不也花不少钱吗？这就是亲戚的用途了。你可以从亲戚朋友那里得到衣服、毯子等各种各样的东西。当母性本能开始出现时，许多准妈妈在怀孕晚期就开始逛婴儿用品店，花几百块钱买可爱的皱边和蕾丝。如果你的太太也急着这么做，一定要温柔地制止她。

还有，有些衣服要是你朋友和亲戚没给你们买，该怎么办？你可能会问："有没有什么好办法能搞到6~12个月宝宝的衣服呢？"嗯，没有。但是你要不想，就不用在衣服上花很多钱。任何朋友和亲戚，只要他们的孩子比你的大一岁，就会成为你的二手衣服的极佳来源。

现在我们谈谈需要花大钱的东西。如果你还没有开始装修婴儿房，就还需要配套的家具，对吧？然后是婴儿围栏、婴儿椅子、婴儿视频监视器、高档的摇篮、可折叠的婴儿车，还有婴儿秋千。此外，你还需要可以改装成婴儿背带的方便的汽车座椅。买所有这些"必需品"，得花去好几个月的工资。

告诉你一个小秘密：有些东西没有照样可以过。当然有些是有用的，但你得决定哪些是必需品，哪些不是。

首先，孩子不需要配套家具。你用不着在特需家具店花一大笔钱。你可以到处逛逛，买个价钱合理的组合柜，兼作尿布台和梳妆台，因为你需要地方放宝宝的衣服。你甚至能买一个等宝宝不需要用尿布的时候可以改成书桌的柜子。

"可总需要一个儿童床吧？"你问。怎么说呢，宝宝确实需要一个睡觉的地方，可还是先把孩子生下来，再考虑花500美元买儿童床吧。你会发现他在一个便宜的摇篮车或摇篮中睡几个月也很满足。或者说不定宝宝就和你们睡一张床，根本不需要儿童床。鲍勃医生给第一个孩子买过一个儿童床，但他庆幸只花了50块钱，因为最后他把它当洗衣篮子用了。吉姆医生的第一个孩子和爸爸妈妈一起睡得更好，于是他们就把买儿童床的钱用在买大床上了。你的宝宝可能会和你们在一起睡得很好，两三岁之前根本就不会瞧一眼婴儿房。如果你的孩子长到4个月时就不愿睡摇篮或摇篮床，也没有和你们在一起睡，那时候再去买儿童床不迟。

至于婴儿围栏，宝宝可能在地板上就玩得挺好。如果你想把他围起来几分钟，用几个沙发靠垫就可以。

你将来会用到的婴儿座椅的——到孩子到6个月大的时候，你还有足够的时间攒钱呢。

婴儿视频监视器？这是奢侈品，并非必不可少。花上20美元买个音频监控器就完全够用了。

至于婴儿车，嗨，你不是有胳膊吗？说实话，婴儿车无论是出门拉着，还是折叠起来，伸展开，还是放在客厅里，都是个麻烦。把孩子抱在怀里或用背巾托着都要容易得多。可能有一天你真会需要一辆婴儿车，那得等你的宝宝太重、抱着走远路太累的时候。但到那时候你能很容易搞到一个经济实用的伞形婴儿车，而不必是最新款的运动型多用途婴儿车。

最后就是汽车安全座椅了。你当然需要一个安全座椅，但在这一点上我们还能帮你省一大笔钱。花钱买一个可改装的座椅，这样宝宝小的时候可以朝后座，然后到4岁之前可以朝前坐，到8岁之前可作为加高座椅。这样买一个座椅可以当两三个用，用好几年，自然会给你省不少钱。

可以折起来做婴儿背带和座位的安全座椅到宝宝12个月的时候就不能用了，而且还有安全隐患。许多型号被召回，或者因为扶手折断，孩子从里面掉出来，或者因为座位无法正确扣到汽车座位上。父母一般把孩子放在这样的安全座椅中再放到桌子或柜台上，有时会被不小心碰到地上。而把宝宝放在这样的座椅中搁在地板上，又经常被落下来的东西砸到或洒上饮料。用背巾让宝宝倚在你身上或直接抱着则要安全得多。

鲍勃医生不喜欢看到父母用这样的安全座椅带着孩子到处去。用这样的座椅带孩子你得身子侧弯才能保持平衡，看起来很别扭。难道现在人们就不敢抱着孩子吗？

想象一下：你抱起孩子，把他放进座椅中，抱进汽车里，固定在汽车后座上。你开车到了医院，卸下座椅（当然，上面还坐着孩子），搬到医生诊室，你把坐在座椅上的孩子放在地板上，等着叫号。你搬起座椅走到检查室，在那里再一次把座椅放在地板上。医生走进来，为你的孩子在座椅中检查，或者把他解开好仔细检查，然后再把他放回去。看完病，你搬着座椅放进汽车，固定在座位上，检查安全带是否系牢靠，然后开车回家。再把座椅搬进屋内，放在地上。

恭喜你，你刚刚花了一两个小时把宝宝送到医生那里，竟然一次都没有亲自碰过自己的孩子。

无可否认，宝宝在汽车上睡着，你又不想弄醒他的时候，这种座椅还是蛮方便的，正如吉姆医生注意到的情形：

"我正在咖啡馆里为写这本书做笔记，一辆车开进我面前的停车场停下来。一个爸爸下了车，打开后车门，从里面轻轻拉出一个儿童安全座椅，里面有个3个月大的宝宝睡得正香。他轻轻拉下遮阳罩挡住他的脸，然后带着他经过停车场进了便利店。几分钟后他回来了，带着宝宝和半打冰啤酒。我拦住他，告诉他我正写到他这样的爸爸。原来这位爸爸在周末宝宝睡觉的时候带他出来买东西，好让妈妈在家好好歇一歇，她太需要休息了。在来买啤酒之前他已经去过五金店、药店和加油站。整个过程宝宝竟然一直呼呼大睡！我记得我家老二小的时候我也是这么做的。

可又过了一周，我看到一个妈妈用背巾带着孩子来到咖啡馆。5分钟之内，我看到她亲了宝宝3次，拍拍他的头2次，给他揉后背1次。所以抱着孩子比用座椅带着更有的可谈。"

如果你有这样的儿童安全座椅，在宝宝睡着的时候尽管用它带孩子，但如果孩子醒了，想和你一起好好观察这个世界，那就把座椅放在车上，用胳膊或用背巾抱着孩子。

那还有没有别的东西需要花钱？噢，对了——医疗保险。所幸，目前的医疗保险单上加上你的孩子只比你现在的保险费多缴一点点。

我们已经提到很多不必花钱买的东西，但是有一样东西确实是必不可少的——尿不湿。是啊，而且还可能挺贵。你当然可以从批发商店大宗购买。但是如果你真要精打细算的话，那就用尿布。如果在商店里买不到，在网上订购也很容易。靠洗尿布你可以省很多钱，而不用浪费在买一次性尿不湿上。

现在你知道了吧，宝宝几乎是不花什么钱的，至少不需要为挣钱打第二份工，或把你攒的棒球卡卖掉，所以不要现在就为想象中婴儿带来的经济负担而紧张。等孩子到上大学交学费的年龄，你再为钱发愁也不迟。

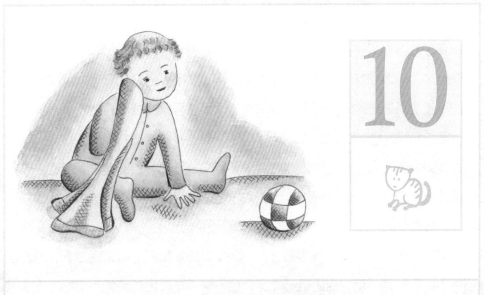

你可以学会 "婴语"

宝宝要是会说话不就省事多了？"嗨，妈妈，我饿了！""嘿，爸爸，你该给我换尿布了！""嘿，我又醒了，有点怕怕，来个人抱抱我好吗？""哎哟，我肚子好疼啊，你能不能想想办法啊？"

信不信由你，婴儿每天都在说话。问题是，对于新生儿父母来说，婴儿所有的话听起来都像是"哇……"。

"慢着，"你会说，"哭不就是哭吗？婴儿哭是想要什么，可这也不是语言啊，不过是他们出于本能制造的噪音，对吧？"但我们自己养过5个孩子，在医院里也和许多新生儿父母打过交道，认为事实并非如此。婴儿的哭声有不同的音调、强度、音量以及其他特征，这一切都依他的需求不同而发生改变。加上一些十分明显的肢体语言和面部表情，即使最不善于观察的父母也渐渐能把婴儿的哭声翻译成语言。

孩子在诊室里哭起来的时候，我们很喜欢看父母的反应。爸爸会说："我想他饿了，他饿了就这样哭。"妈妈会回答："不，他拉臭臭了才这样哭。"我们一般认为是谁对呢？既然这本书是关于爸爸可以多么优秀的，那答案就按你的吧（冲妈妈偷偷使个眼色）！

妈妈具有翻译上的优势。雌性激素，就像一本"婴语词典"。我们当爸爸的需要更努力才行。但是经过大量练习（多抱抱，多联系感情），我们也可以学会"婴语"。

学习理解宝宝的哭声很重要，但你还应该决定如何对待宝宝的哭，是回应还是不回应？是"宠"他还是不"宠"他？是不是要用互动的方式回答宝宝的哭泣？

对于这一问题存在两种思路。

有人认为不应该总是对婴儿的哭闹做出反应。当然作为父母你可以尽责，满足他最基本的需求，而且他哭时通常也都会照顾他。但有时候不应该理会婴儿的哭闹，这样他才不会变得过分依赖。他需要慢慢了解，你不会永远在他身边，有时候他需要自力更生。他得明白不能总是靠哭来控制你。

还有些人认为婴儿的哭泣每次都要给予回应。婴儿还不懂得如何操纵别人，他们哭只是为了交流，使自己的需求得到满足。你如果让婴儿感到安全无忧，让他知道他对你很重要，会永远爱护他，根植于这样牢固的基础之上，他就会树立自信和更健康的独立人格。

那到底谁对呢？这与其说是对错的问题，倒不如说看你到底想建立一种什么样的亲子关系，不只是现在，还有孩子长大之后。实际上，就这一问题所做的所有研究都得出同样的结论：那些与父母感情更稳固，哭闹时没被晾在一边的婴儿，长到儿童时期更独立，情感上更稳定，出现的行为和心理问题也较少。一个有安全感、依赖性强的婴儿会长成一个有安全感、独立的孩子。一个不太依恋父母、独立的婴儿反而会长成一个没有安全感、更有依赖性的孩子。几乎没有研究得出相反的结论。因此，为什么人们担心多抱抱孩子、不让他一个人哭会惯坏孩子呢？因为他们读了某些作者的建议，而这些作者并没有参考相关研究结果。

但暂且忘记研究结果，再谈谈你吧。你到底想和宝宝建立什么样的关系？你和孩子的关系太亲密会有错吗？当宝宝呼唤你时，做出反应有错吗？如果因为你的反应，宝宝想和你多待在一起，有什么不好吗？而你和宝宝关系太冷淡、太疏远，不会有错吗？

我们相信，你越把宝宝的哭声当语言，对这种语言做出的反应越积极，他就越擅长和你交流。他会哭得越来越少，说得越来越多——不只是用声音，也用肢体语言，他会明白，用不着哭，因为你就在他身边。

想一想，当孩子长大的时候，你想成为一个什么样的父亲？他们和你说话时，你会有时不搭理吗？如果你5岁的孩子对你说："爸爸，我冷，我害怕，你能抱抱我吗？"你会坐视不理，认为这会让他变得独立吗？如果这是你想要的状况，那从现在起你还是不要理会宝宝的哭，免得让他指望能跟你有多亲近的关系。

如果你真的拿不准该对孩子的哭声应如何反应，那不妨两种方式都试一试。忘记你读的一切育儿书，只是想想让孩子哭上几分钟你有什么感觉。你觉得应该把他抱起来，还是由他哭去？如果当时妈妈也在场，这决定就不是你一个人的事了。观察一下你妻子——总归她具有雌性激素的先天优势。孩子哭时她每次都抱他吗？问问她为什么抱或者为什么不抱，谈一谈她的直觉告诉她什么，你的直觉又是什么。

如果你相信自己的直觉，那么99％的情况下你是对的。无论做什么，这一成功率都算得上高的了。

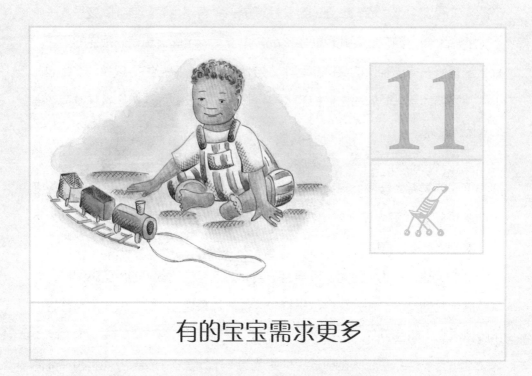

有的宝宝需求更多

你下班开车回家，经过邻居家的房子。他们也刚有了孩子，你看到他们正在门廊上悠闲地荡秋千，喝柠檬水，逗小宝宝咯咯笑。你把车开进自家的车道。前廊空空荡荡，没有秋千，只有几盆半死不活的植物和上个月下雨留下的泥巴。你关掉发动机，享受片刻的宁静和安详，然后深深吸一口气，跨出车外，推开屋门，进入一个混乱的世界。妈妈在厨房里手忙脚乱，宝宝在她肩头号啕大哭。你环顾四周，希望至少能有杯柠檬水，可妈妈把宝宝直接扔到你怀中，跌坐到沙发上。你没有闻到晚饭的香气，而你相信此刻邻居家正在享用一顿美味晚餐。宝宝瞅了你一眼，立即又哇哇大哭起来。

如果这就是你家的情景，我们深表同情。如果你是那个邻居家的情况，有个省心、开心的完美宝宝，那这一章你可以跳过去了。也许，你还可以放下柠檬水，到隔壁去帮帮你不幸的朋友。

如果你不巧生了个不省心的宝宝，你准会纳闷，为什么你的宝宝一放下就大哭不止。每天晚上这个小鼻涕虫都不少找事，快乐的时光被他无休止的哭闹搞得分外难熬。为什么你的宝宝好像比你听说过的大多数宝宝需求都要多得多？为什么你和太太就不能坐在门廊上喝着柠檬水，享受夕阳，逗着快乐的宝宝？

每个婴儿生性都不同。有的只要吃饱喝足，一个人就很开心；有的则需要持续的关注。有的对周围发生的事懵然不觉，有的有点风吹草动就又哭又闹。有的抱与不抱无所谓，有的则是时刻都要黏在父母身上。婴儿的性情会因为照看方式慢慢有点变化，但是一般说来性情在出生前就由基因决定，禀性难移。我们把这种要求多、难伺候的婴儿称为"**高需求的宝宝**"。

有的婴儿啼哭不是因为腹部绞痛，而是天性爱哭。可以这样区分：腹痛的婴儿整天哭个不停，无论怎么哄都不管用。他可能会扯着嗓子一口气哭上几个小时，好像肚子难受，无论是抱、颠、轻晃还是喂奶，根本都不起作用。相反，一个高需求的宝宝只要需求得到满足，就会十分开心。这些需求是什么呢？吃奶，抱着，轻轻摇晃着，颠着。你一放下，他就会哭。你要想让他一个人睡，他醒了就哭。你想让他哭一会儿再哄，他会号啕大哭，没完没了。

你的宝宝是哪一种情况呢？如果宝宝是腹部绞痛引起的哭闹，那好消息是，很可能到4个月大时绞痛就会自动痊愈。如果你的孩子是高需求的宝宝，接着往下读。我们会告诉你，有一个这样的宝宝，如何使生活不仅仅是可以忍受，而是完全有质量。

"你要不是老抱着他，他就不会这么缠人了。"奶奶（或者你喝着柠檬汽水的邻居）可能会说，或者你自己也对太太说过这样的话。有人说高需求的宝宝不是天生的，而是后天养成的。这些人错误地以为，如果你抱孩子抱得多，他就会有期待、会要求持续的关注。他们以为如果你给宝宝很多独处时间，他就会好照顾些。研究证明情况正好相反：婴儿被抱越多，他最终会变得越独立；而如果婴儿在最初0~6个月被冷落得越多，在7~12个月他就哭得越厉害。问一下任何一个高需求宝宝的父母（可以由他们走路微微颠着的步子、因为抱孩子而强健的胳膊以及背巾中格外警觉的婴儿判断出来）小家伙是不是天生就很省心，做父母的会有点神经质地冲你一笑，再冲婴儿一笑，说："不省心，可为了他还是值得的。"

高需求的宝宝很容易与多抱他的一方父母建立更紧密的感情纽带，而这一方往往是母亲。当爸爸下班回家后，他可能也想尽些力，可宝宝好像感觉妈妈的膝头更柔软，爸爸很难让宝宝开心。合乎逻辑的做法是把宝宝还给妈妈。但是当宝宝在9~15个月期间开始产生分离焦虑后，对妈妈产生情感偏爱的高需求宝宝将不愿和爸爸接触。这会使妈妈心力交瘁，也让爸爸备受冷落。如果爸爸同意奶奶的观点，认为妈妈老抱孩子会把他惯坏，就会尽量少抱以避免"娇惯"，情况会变得更糟——爸爸很可能无法和孩子建立起亲密关系。

如果你有个高需求的宝宝，关键是从一开始就要和妈妈一样同宝宝建立亲密关系，这需要极大的努力。最初孩子一哭闹，你就恨不得赶紧把他递给妈妈，因为好像那样宝宝立即就不哭了。妈妈也很可能会把哇哇大哭的孩子从你手中一把夺过去，因为你就是没办法像她那样把孩子照顾好。如果她那样做，让她读读这一章，她需要给你个做父亲的机会。

我们会教给你如何内行地抱孩子、颠孩子和轻晃孩子，这样孩子就会渐渐开始像喜欢妈妈一样喜欢你独特的触摸。这样的话，等宝宝6个月、1岁、2岁大时，他和父母哪一方在一起都会兴奋不已，而不是缠着其中一个，不理另一个。拿出你的"超级强力胶"，让我们开始吧。

　　首先，爱哭闹的宝宝喜欢你像抱橄榄球那样抱着他。不是那种招着中间抱，或者像四分卫准备传球那样抱着，若是那样，你太太以后再也不会让你碰宝宝了。你的宝宝喜欢的是像后卫那样，一条胳膊把他紧紧地横抱在胸前。我们把这称为"**橄榄球抱法**"，还没有一个宝宝不喜欢这样抱呢。立即过去抓过宝宝（告诉妈妈你要带他出去"打球"），然后用一条胳膊把他肚子朝下抱着，手抓住他的胯，把他的头搁在你的肘弯上，脸冲着一侧。这种姿势可以稳定他的情绪，因为你的手掌贴着他的肚子。这样一手抱着，你可以用另一只手拍宝宝的后背，或让他吮着你的手指头给予更多安慰。

　　另外，你可能会发现宝宝也喜欢被紧紧裹着。被紧紧地暖暖地包裹着会让他想起在子宫里的感觉。包紧不是很容易，可如果你的宝宝很急躁，那你最好学会动作麻利点。你要这样做：把一块毯子摊开铺在地板上，折起一角。把宝宝仰面放在毯子上，头搁在折角上。把他的右胳膊放在胸前包在毯子里，把毯子的那一角披在他的身体左侧下面。把毯子下面的角折上来包住他的身体，再把他的左胳膊放在胸前用毯子左侧包住，把毯子左角披在身体右边压住。我们已经说过这并不容易，但是熟能生巧，而且掌握了这项技能是大有好处的。也有的宝宝喜欢包得松一点。两种都试试，看你的宝宝喜欢哪一种。

　　爱哭闹的宝宝还喜欢让人颠，轻轻地上下颠、左右颠、前后颠，会让宝宝想起在子宫里的感觉。你越常颠，就越熟练，在你太太眼中你就越有用。

　　鲍勃医生回忆起他是多么经常轻轻颠孩子：

　　"有一天我抱着小家伙前后颠着他。后来我把他递给雪儿，她又开始颠。过了一会儿她像看外星人似的看着我（她经常这样），问："你怎么还在颠啊？'我自己甚至都没有意识到，颠孩子都成了自动的了。"

　　轻轻摇晃和颠很相似，只是坐着摇晃是单维的，只有前后晃，而颠是三维的。所以如果宝宝真的不安生，只是轻轻摇晃是不管用的。你得站起来颠一会儿才能让他安静下来，然后再坐下来摇晃。妈妈可能只给你两分钟把孩子哄好，否则她就插手了，所以不要在摇晃上花太多时间。

下面我们谈谈吮指头。只要宝宝不饿，你的小拇指可能和妈妈的乳房一样管用。所以，把你的小拇指洗干净了，随时准备满足宝宝的需要。想知道让宝宝吸吮你手指的最好办法，请参看爸爸篇第5章。

"为什么不能给他用安抚奶嘴？"你问。你可以用，但是安抚奶嘴含在宝宝嘴里的感觉一点也不像乳房，而且在出生后最初几周用安抚奶嘴可能会干扰宝宝吃母乳（用指头也会干扰，但这样的干扰性小一些，因为小指在宝宝嘴里的感觉和乳头的感觉很相似。问问妈妈宝宝吮了你的手指头后，吃奶的感觉对不对。如果感觉不对，那就在一两周内尽量减少他吮手指头的次数）。过了最初的一两个月后，如果宝宝总是需要吸吮，那就可以给他用安抚奶嘴。

对爸爸来说最后一招杀手锏是让宝宝依偎在脖子上。把宝宝胸靠胸竖着抱在怀里，让他的头依偎在你的下巴下面。一边走或颠着，一边轻声哼着歌。你胸腔的颤动能够安抚宝宝。你也可以发出"舒舒"的声音，这是一种"哼哼"和"嘘嘘"的混合声音，在宝宝听来和在子宫中妈妈的血液流动发出的声音很相似，能使他找回胎儿时期的感觉。令宝宝安心的声音还有吸尘器、烘干机、洗碗机和吹风机的声音。你可以在干家务的时候用背巾把宝宝背在身上，那样他会高兴得不得了！

你可能会发现晚上好像最难熬了。你工作后要休息了，可宝宝却越来越兴奋——这是你在一天漫长的工作之后最不需要的了。但如果妈妈在家待了一整天照看孩子，她也已经熬得筋疲力尽。你回到家得把看孩子的任务接过来。如果宝宝甚至不让你两个人坐下来吃顿晚饭，那你就抱着孩子站着颠，让妈妈歇会儿，吃顿热饭，而你也可以趁这段时间和宝宝建立感情。

吉姆医生还记得他女儿小时候那些让人难熬的夜晚：

　　"她已经吃饱喝足，换了尿布，暖暖和和的，也有人抱着，但我们还是没法让她安静下来。抱着个爱哭闹的宝宝，想哄好她，真是考验人的耐心，所以我和戴安轮流用背巾背着颠她。所幸，那段不省心的时间没持续很久。"

　　爱哭闹的宝宝睡觉也不踏实。如果你家的小家伙睡觉时也需求多多，那就考虑买个婴儿吊床。这是种摇篮大小的吊床，用一个巨大的弹簧固定在金属架上，网上也可以买得到。当宝宝半夜快要醒时，宝宝一动就会使吊床轻轻地上下左右晃动，就像你抱着他晃一样，这样宝宝就会在没醒之前又睡着。

　　有个高需求的宝宝既是挑战，也是福气。在随后几年中，宝宝会需要你拿出所有的爱和关注，这是挑战。福气在于，如果你以一种敏锐而善解人意的方式满足他的需求，他就会长成独立、外向、自信的孩子。和你的太太一起用心养育你们的高需求宝宝吧，你们会因此和孩子建立更亲密的关系。

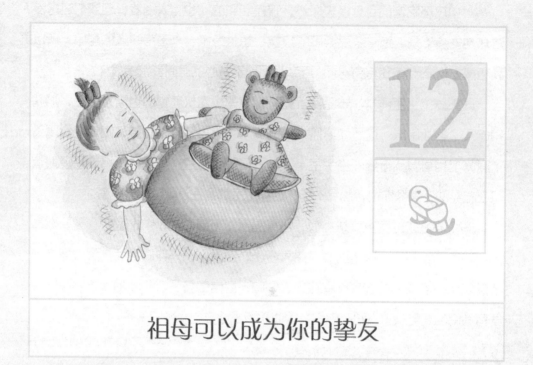

祖母可以成为你的挚友

　　你和太太刚刚开始安定下来享受小宝宝带来的喜悦，这时候你的岳母来"帮忙"了。对于新生儿的父母来说，来个亲戚真能帮大忙。可有时候老一辈帮忙的方式会妨碍你们形成自己的育儿技巧。如果你的岳母总要用你太太不需要的方式帮忙，那你还得担任裁判角色。如果来帮忙的是你的妈妈，那恐怕摩擦会更多。现在我们给你些建议，以保证祖母的到来让大家都开心。

　　祖母该什么时候来，你要慎重考虑。你可能会发现孩子一出生就立即需要帮忙，尤其是家里还有大一点的孩子，你又不能请假的时候。但如果这是你的第一个孩子，你可能想待在家里享受三口之家的快乐，那就安排祖母在你开始上班时候过来。

祖母到的时候，开头就要搞好关系。先给她一个大大的拥抱，告诉她你当了爸爸是多么激动，现在她来帮着收拾家务，你和太太就可以更专心地照顾宝宝。她可能本以为她是来照顾宝宝，而不是帮着收拾家务的。她可能会以为你们俩刚当上父母，没有能力照顾宝宝，得等她教你们才成。因为她已经把你的太太（或你）培养得那么优秀，对于如何养好孩子她清楚得很。

如果你和太太同她的想法一致，你们就会欢迎祖母的一切教导。唯一的缺点就是如果你们完全按她的方式做事，就无法靠直觉培养起自己的育儿技巧。

在你急着向岳母学习之前，问问你太太她是怎么被养大的，她想成为她母亲那样的妈妈，还是想换个方式？也许她和母亲之间关系亲密无间，想一点一滴都模仿她的母亲；或者她要和母亲的做法完全相反。你们也应该讨论一下你是被如何抚养大的，你的父母是什么样的人。

假如你两个都有信心靠直觉可以学会照顾宝宝，那就要向祖母证明你们能行。你们——尤其是爸爸们——得能通过考验。要通过考验，你要表现出自信心，整天抱着孩子，从一开始就要和孩子建立感情，你要表现出你很擅长哄孩子、换尿布、给孩子穿衣服、拍嗝等等。不要只是对祖母说你知道该怎么做，因为她不相信。如果她看到你手里拿着啤酒坐在沙发上看球赛，而你太太正抱着哭闹的宝宝在乱糟糟的家里走来走去，祖母心里会想："我算是来着了！"相反，如果她看到你在房间里走来走去，怀里抱着开心的或睡着的宝宝，而你的太太身着睡袍，头发刚刚洗过，坐在整洁的客厅（那是你提前一天收拾好的）的沙发上休息，喝着柠檬水，祖母会想："多开心的一家啊！他们根本用不着我嘛。"

你也不想完全剥夺你妈妈或岳母新当上祖母的快乐，她很可能憧憬抱着孩子坐在摇椅中，用奶瓶给孩子喂奶，而你们两口去餐馆吃饭或补一觉。你也会希望祖母感到自己有用武之地，而且习惯照看宝宝，因为有朝一日你们会想单独出去吃饭的。让你的父母和孩子建立感情也是很重要的。每个照顾过宝宝的成年人都会给他关于人生的独一无二的教益，使他感到更多的爱。你应该鼓励他们建立这种感情。

确保祖母的到访从头到尾都很和谐顺利的好办法，就是一开始就开诚布公地讲一讲你们夫妻二人面临的问题以及你希望祖母在哪些方面帮助你们。如果是母乳喂养，那就告诉祖母在最初几周内不要用奶瓶喂奶，但是她可以像你一样协助喂奶（见第7章）。你也可以请她帮你们收拾房间，这样你们会有更多时间和宝宝在一起。但也不要为了自己培养父爱就把所有跑腿的活儿、所有杂事都交给祖母干。如果你尽力了，她也可以有时间和宝宝在一起，而你也不会太过依赖她。

在祖母离开之前，请她提前帮你们做些事，未雨绸缪。她可以帮你买东西、存些食物。请她炖几个拿手菜放在冰箱里。这样在她离开后的几天，你们也可以拿出来热一热做顿简易餐。在她回家之前，请她帮你们进行一次大扫除，洗洗刷刷，把洗好的衣服都叠放好。

大多数情况下，妈妈和岳母来访是福气。但祖父母用意再好，有时也难免会动摇新生儿父母的信心。你们做事的方式当然不可能和你们的母亲完全一样，当祖母看到你们做"错"了时，她会怎么办？她若明智，就会什么也不说，让你们在实践中学习，除非你们向她请教。但有的祖父母却禁不住要给你们提点育儿建议，可尤其是对新妈妈来说，这些善意的建议可能听起来好像是变相的批评。对于这些不请自来的建议，自信的妈妈可能会一笑置之，而不太自信的新妈妈可能会把祖母关于她育儿方式的每一评论都放在心上。她可能会因此改变她的抚养方式以适应那些建议，也可能不再尝试用最适合宝宝的方式来满足他的独特需求。

祖母可能会说："喂，你们根本就不打算给孩子喂奶粉吗？""天哪，看这孩子的小瘦腿儿啊！"这是那些很少或根本没有用母乳喂养过孩子的人做出的最自然的评论。可新妈妈听到的可能是："你不会认为宝宝光吃你的奶就能饱吧？宝宝要长得又高又胖，就得喂些奶粉。"这会使妈妈怀疑自己的哺乳能力。祖母还可能会建议："宝宝有时候需要哭一哭的。""你要老是抱着孩子会惯坏他的。"如果你和太太开始靠直觉以积极回应的方式照看宝宝，这些话可能会让你们怀疑自己，改变你们对待孩子哭泣的方式。注意一下你太太和祖母的交流情况，尤其是你妈妈来访的情况下，如果发现有什么冲突，要积极协调，坚定你们夫妻的育儿方法。

　　如果你很幸运，你和太太喜欢你们被养育的方式，与双方的父母关系就会都很亲密，对于他们提出的建议也会很欢迎。但无论你们和父母关系如何、从他们那儿接受多少建议以及什么样的建议，育儿都应由你和你太太来控制。你最了解你的宝宝。只要你相信自己的直觉——不是那些从育儿书上学来的规则，而是你真正的直觉——你和宝宝都会很好的。

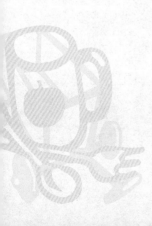

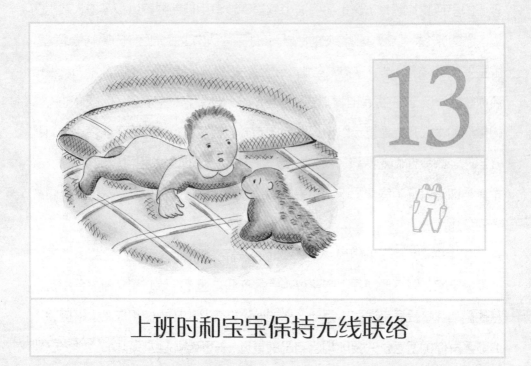

上班时和宝宝保持无线联络

　　你在家里待了一两周，熟悉新出生的宝宝，帮新妈妈安顿下来。现在该回去工作了（这么说好像过去一周你干的不是工作似的）。你可能很高兴，终于可以离开家，在办公室里享受安宁和平静了；或者你工作压力很大，一想到回去上班就紧张。不管你是哪种情况，那个和你共度白天美妙时光的宝宝，现在每天要和你分开8~12个小时了。也许你现在已经开始感到心疼了。我们的孩子小的时候，每天必须去上班时我们就很难受。但没有痛苦就没有欢乐，对吧？

　　那么，身兼三职——挣钱养家的人、爸爸和丈夫——你如何同宝宝和太太保持联系呢？下面这些建议可供你参考：

　　如果你还没有回去上班，考虑再休一个假，这不仅能给你更多时间帮妈妈适应新生宝宝，也能给你更多时间亲自动手照看宝宝，培养感情。一开始就和孩子建立牢固的联系能够创造更亲密恒久的亲情，因为这样可以留出更多的时间等待"强力胶"晾干。延长假期可能在经济上不太划算，但是在你重新投入工作之前，认真考虑一下这一选择。

一旦真正开始上班，如果你住得近，可以回家吃午饭，这样你就可以好好亲近一下宝宝。你可以一只手抱着孩子，另一手吃饭。妈妈可以和你待在一起，也可以腾出两只手来做点自己的事。

如果你的工作性质允许，偶尔让妈妈和宝宝到你单位来和你一起吃顿午饭。让你的老板和同事看到你和宝宝在一起说不定还能赢得一点同情，在几周之内能给你的工作减点压。不光是吃午饭，还可以让太太出门办事路过的时候进来坐坐。

即使是在儿科实习期间，鲍勃医生也设法和家人保持亲密联系：

"我每隔三天就要在医院里值一次夜班。我们住得很近，所以我太太就会带孩子到医院餐厅来，和我一起匆匆吃顿饭。这确实能帮我和家人保持联系。在家陪孩子待了一整天之后，雪儿也十分渴望能有成年人陪着吃顿饭。"

科技手段也可帮你和家人联络。你可以在家里和办公室都安上摄像头，这样上班时你就可以偶尔看一眼小宝宝，听一听他的声音。等他长大点以后，他也会开始注意到你。妈妈也可以每天发一两张孩子的照片给你，这样你就不会觉得被排除在外。一旦等宝宝开始说话，在电话上"谈"上一两句也很好。如果你是那种真正敏锐的爸爸，把宝宝牙牙学语的声音录下来，下午上班的中间听一听也很有意思（只是别让同事们发现哦）。

大多数男人把工作看得过重，当然这是应该的，但现在你有更重要的责任需要考虑了。你当爸爸了，宝宝需要和你共度时光，你也需要和宝宝共度时光。我们办公室墙上贴了张海报，上面有句不知是谁说的话，我们都很喜欢：

"百年之后，我的存款数量不重要，我住什么样的房子不重要，我开什么牌子的车也不重要，但是我对一个孩子的一生很重要，世界可能将因此而不同。"

每天工作12个小时，每周工作五六天，这无助于使你成为一个尽责的父亲。我们知道有的爸爸需要工作很长时间才能维持家人的生活，我们对他们的努力工作和责任感深表赞许。可也有好多爸爸尽管工作很累，依然有精力和动力积极照料孩子。如果你加班加点工作只是为了买辆好车或者支付你的俱乐部的会费，那你最好还是重新考虑一下生活的重心何在。经济上的成功是为了使你有更多闲暇时间，而不是使你工作上瘾以致宝宝见不到你的面，得不到你的爱。

如果经济状况允许，看看你能不能安排每周中有一两天工作半天，这可以大大减少你每天大部分时间不能和宝宝在一起而产生的心理冲击。如果之前你的工作要求你经常出差，那看看能否暂时改变你的工作角色，这样在随后几个月中你就可以不用去外地。你可能因此会错过你一直渴望的快速晋升机会，但在家人的眼中，你一辈子都是总裁。

不上班的时候，尽量想办法把宝宝纳入你的活动中。如果你锻炼的话（你也应该锻炼，这一点我们将在第25章讲），就带着宝宝锻炼。我们经常看到妈妈们推着婴儿车慢跑，爸爸为什么不可以？如果你有家庭健身房，把宝宝放在背巾或婴儿座椅里，这样你就可以一边健身一边看着宝宝，和他"说话"。如果你的宝宝醒得早，早上把他放在背巾里一起散步，既可以加深父子感情，又可以振作精神，而妈妈一定也很高兴能多睡会儿。

要记得，想你的不只是宝宝，你太太一定很高兴你能在家多待一两周。现在她要照顾孩子，很可能比以往更想念你了。如果她不大能出门见朋友、同事，她会更渴望和成年人交流。上班时每天在班上给她发短信或打电话保持联络。利用晚上和周末的时间重新建立夫妻亲密关系，弥补因上班而错过的时间

（我们将在第23章告诉你如何做）。

　　尽量不要让太多的杂事占用你在家里的时间。每周一次，把家里需要做的所有事盘点一下。比如，你是不是每周六花4个小时洗车打蜡？你可能一直喜欢这些体力活，或者你正想找借口摆脱这一切呢。不管怎样，你得意识到，你现在在家里的时间变得更珍贵了。任何太费时间的活，尽可能委派给别人干，这样你就能把在家的时间充分利用起来。而且，把所有爱好和消遣都暂停两三个月，这样你就能每天晚上和每个周末都和家人在一起了。

　　你很快就会发现，你没有足够的时间同时既做全职工作，又做好爸爸和丈夫，就像妈妈无法完全承担她的所有角色一样。那你们如何平衡这一切？我们还不知道，还没有想出解决办法。但我们确实把婚姻、事业和养育孩子平衡得还不错，并且在所有角色中都获得了成就感。

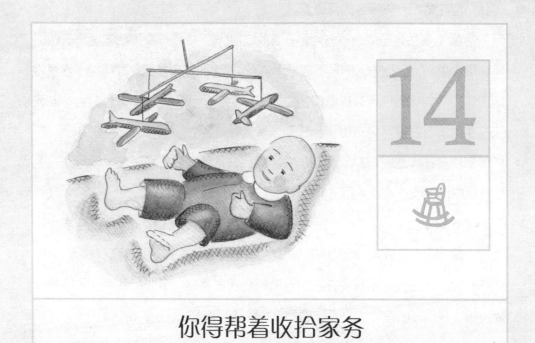

14

你得帮着收拾家务

你在单位度过了忙碌的一天，交通堵塞和平时一样犹如噩梦，你盼着回到家看到一切干干净净，太太在门口迎上送给你一个吻，你啜着一杯鸡尾酒，脚架在桌上（说不定爱妻还给你按摩），然后吃一顿太太满怀爱意为你准备的精致晚餐（因为她一天到晚除了照看一个省事的小宝宝就没啥事可干了）。可这不过是你的空想。

现在我们转换到妈妈的真实一天。她为搞定新生的宝宝拼死拼活地忙了一整天，努力想把家里保持整齐，一直在想何时才能挤出5分钟时间冲个澡。她一分一秒地算着你什么时候能够回家，好让她喘口气。至于你的腿多么酸，她压根儿没想到。说到晚饭嘛，伙计，你用微波炉自己整点就行了。

或许你有个超级太太，像《复制娇妻》中的机器人妻子，在照顾宝宝吃饱喝足的同时还能把房间收拾得一尘不染，给你烹一桌5道菜的大餐。可现实生活中，要想家里和生孩子前差不多一样干净，我们做丈夫的就得挽起袖子帮着干家务。真实情况是，你的生活再也不可能和没孩子时一样了。不要坚持要求你的房间和生活会像过去一样运转得顺顺当当、轻轻松松。改变你的思维模式吧，生活现在已经不同，而且将来永远也不会相同了。

可你还不会用吸尘器，不知道如何把待洗衣服分成浅色、深色和易损衣物？也许你已经会了。调查显示，男人现在干家务的已经比20年前多了。

但是要使家里保持整洁，除了洗衣服你还有很多可以帮忙的。毕竟，当妈妈半夜抱着宝宝在漆黑的屋里走来走去——你也能轮流抱的，对吧？——你不会想让她或你会被什么东西绊倒吧？

再说，家里乱哄哄的，太太和你感觉不一样糟糕吗？她很可能希望自己能和以前一样把家里收拾得井井有条，她甚至可能担心对不住你呢。毕竟，你们已经6个星期没有性生活了，至少她能稍稍收拾一下房间、偶尔做顿饭，对吧？说不定她担心你也是这么想的。也许她正好借照顾孩子可以不做家务不做饭呢。也许她在想："好啊！现在我只要照顾宝宝就行了！不用做饭，不用打扫卫生，不用做爱，生活真轻松！"我们可以向你保证，她绝对没有这种想法。

有了孩子以后，鲍勃医生学会了在家成为一个有用的人：

"我没法忍受家里乱糟糟的。老实说，老大出生后，屋里一团糟，我很心烦。太太一天到晚到底都在干什么呢？她就不能抽出几分钟时间把地上的东西捡起来？后来她给我讲她一天是多么不易，我才意识到，如果我们要想在干净的家里过日子，打扫房间的活我就得多干。"

你呢？是不是也指望你太太把家务都干了？但愿不是这样，因为她带孩子，正是把所有的都干了。打扫啊，做饭啊，都可以等孩子不那么难以照料的时候再说。孩子出生的一开始两个月，生活一切都要以宝宝为中心。不要只眼睁睁看着家里弄得跟猪窝似的，下面几条可以使你保持家里整齐：

如果经济允许，雇个家政人员每周一次来你家干活。一定要告诉太太说，之所以雇人并不是因为你觉得她做不了，告诉她你宁愿让她集中精力照顾好宝宝和她自己。这样也将会使你有更多时间同宝宝和太太相处。提供普通产后服务的公司和个人可能对你有用，但我们建议照料孩子的工作不要交给他们做。让你太太拖地板，却雇人帮你们抱孩子、喂孩子，那太没有道理了。雇帮手就是为了让妈妈能干妈妈的活。

搞清楚哪些家务你太太喜欢做，哪些她不喜欢。如果你们已经共同生活了一段时间，可能早已分好工了，正如鲍勃医生做的那样：

"刚结婚的时候，我发现太太讨厌清理洗碗池（因为这是她小时候每天要干的活儿），但是她喜欢洗碗，所以清理洗碗池就成了我的活儿，而我几乎从来不用刷碗。"

讨论一下每天需要做的家务，也许会发现各自喜欢干的活儿上你俩还是蛮互补的。如果不是的话，那就抛硬币决定吧（你要抢着抛，假装每次都是太太赢）。

下一步，注意一下家里有什么零碎活儿总是没有按时做好，列一个单子，贴在橱柜上，告诉太太你贴上是为提醒自己，不然她会以为你是想让她做。每天经过那张单子的时候，看看有什么需要做。这些应是那些几分钟就可以干完的活儿，比如扫一下厨房的地板等。当然不要以为你要做的这些正好是妈妈最需要做的那些事。你可以让太太想出可以使她心情大为改善的3件事，每天坚持去做。鲍勃医生对她太太的要求大感惊讶：

"我太太最喜欢让我做的一件事竟是经常清空垃圾箱，而不是让它堆得满满的，再用脚踩一踩，一周只倒一次。但是在我们谈论我能帮上什么忙之前，我从没想到她希望我多倒几次。"

吉姆医生还记得孩子出生之前的生活情况：

"因为家里没孩子，戴安几乎把所有家务都包了。她喜欢把家里收拾得干净整齐，几乎从不要我帮忙，而我就在外面忙活。宝宝到来之后，戴安还是希望所有家务自己干，但她大部分精力都用在宝宝身上了，我很快意识到，只要我不干，屋子就没有人打扫。我要不干，就得面对一个疲惫、烦躁、情绪激动的妈妈，而她也因为家里不干净而烦恼。

我接过饭后打扫厨房的工作时，以为是临时安排，以为等宝宝过了婴儿期我就可以解放了。可是12年都过去了，晚上孩子的妈妈在楼上打发孩子睡觉的时候，我依然在厨房洗碗。这责任一接过来就不是临时的了。我已经习惯打开电视，一边收拾厨房，一边看球赛，不管演的是棒球、橄榄球还是曲棍球。后来，戴安从楼上下来，看到整洁的厨房，芳心大悦——而我也没耽误看比赛。"

另一种帮忙的办法是上班的时候每天给家里打个电话，问你太太有没有需要买的东西，中途去趟商店会推迟你喝杯鸡尾酒和脚部按摩的时间，但却能帮太太很大的忙。要知道推着宝宝逛商店是新妈妈的一项很艰难的任务（你自己试一试就知道是什么滋味了）。你太太会很高兴你能买回晚饭需要的几样关键配料——嘿，她在做晚饭呐！——就算只是用汉堡助手（一种调料包）做肉汉堡也好啊。

也许你最能帮上忙的办法之一是每天晚上睡觉前收拾好至少 5 件东西，可这些东西很可能都是你自己的（丢在门厅里的鞋子、扔在椅子上的外套等）。

在鲍勃医生干的家务中，有一件是他最喜欢的：

"当雪儿晚上带孩子很忙时，我就会时不时扮演一下田螺姑娘，让她第二天醒来看到一个干干净净的厨房。我会在她哄孩子睡觉的时候，把餐具一股脑儿塞进洗碗机，开动起来。"

可是别忘了，做个新爸爸和好丈夫不只是帮着干干家务。当然，这些努力都是值得赞赏的，可新妈妈真正喜欢的伴侣是投入的父亲和有爱心而敏锐的丈夫。不要忽视这些角色，从长远来看这些才是最重要的。而眼下，不要只是抱怨家里一团糟，要想办法动手解决。

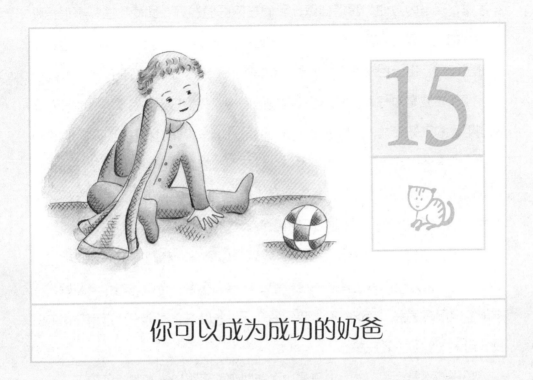

你可以成为成功的奶爸

　　我们多半假设你是个在外挣钱养家的新爸爸，回到家帮助你的太太照顾新出生的宝宝。但实际情况未必如此，你太太也要回去上班，或许她已经上班了。也许你们两个人都得照顾孩子，同时还在外面经营自己的公司。也许你们俩上班时间不同，白天你在家带孩子，晚上她在家。或许你已经决定，在宝宝的妈妈开始上班之后，你干脆就做全职爸爸。

　　你很可能已经从家人或朋友那里听到了些关于做奶爸的负面评价，但根据我们与全职爸爸谈话得来的印象，那些老观点根本站不住脚。大多数选择留在家里的男人并不是因为妻子挣钱更多或妻子更以事业为重。在那些女人忙事业、男人留在家里的家庭中，大多数也不是女人当家。那些男人之所以决定留在家里，只是因为他们想这样做。我们在行医时发现，即使那些从事很男性化职业的人每周也会轮流在家待几天做奶爸。像从事飞行员、消防员、警察工作的爸爸们，白天经常有空余时间在妈妈们出门做兼职的时候在家看孩子。

工作主要是为养家，也许这段时间妈妈的收入恰好更适合养家；也许对于刚刚组建的家庭来说，妈妈的工作能提供更好的医疗保险和其他好处；也许爸爸的工作需要出差，而妈妈用不着；或者在目前的经济形势下妈妈的工作更稳定。因此，两人决定不都去上班，而是让爸爸承担更重要的工作——在家照顾宝宝。无论怎样决定，只要对你们家最有利，就值得骄傲。

如果你已经选择要做全职爸爸，我们为你鼓掌。我们见到的全职爸爸，还没有一个人为他们的选择后悔过。也不要担心宝宝，全职爸爸和全职妈妈一样能够照顾好宝宝。在这一章中我们会介绍一些办法，帮你充分运用在家的时间，帮太太和宝宝保持联络。

如果你不是全职爸爸，上班时也可能偶尔巴不得自己在家照顾孩子。无论如何，请不要错过这一章，这里不是讲如何整天给宝宝喂奶、拍嗝之类的事，而是给你提供些关于另一半的生活（如果你有个全职太太的话，那就是你的另一半）的有用的见解。只有自己全天在家带孩子，你才知道有多少活要干。我们希望你们能做个角色转换实验。选个星期六，可以让妈妈去温泉浴场，或和朋友一起远足，但一定要留下足够喂宝宝的奶。这样做一天全职爸爸，可以让你更加理解你上班的时候妈妈的日子是怎样过的。鲍勃医生回忆道：

"即使早在儿科做实习医生的那几年，我也觉得太太在家比我在医院更累。在我全天照顾孩子之后，这种感觉更加确定。一天结束时，我感觉比在医院里最累的一天都还筋疲力尽。"

一个全职爸爸还有另外一份责任——帮妈妈和宝宝保持联络。对爸爸来说离开宝宝一整天都会不好受，对妈妈来说则更痛苦。你可以运用我们在第13章讲到的办法使她和宝宝的分离不那么难受，比如安装摄像头、发邮件和照片、打电话保持联络。但是你的任务不仅仅是帮助上班的妈妈和宝宝联络感情，尤其在哺乳期。

你已经了解母乳对宝宝是多么重要。如果妈妈上班的时候泵奶，在家里继续喂奶的话，你应该尽全力支持她的努力。你们两个都应该熟悉如何泵奶、保存奶、为喂奶做准备以及如何用奶瓶喂奶。但简单说就是这些：妈妈上班前的几周开始吸奶，给宝宝建立一个黄金奶库。等开始上班后，用一个双边电动吸奶器，至少每隔3个小时吸一次，这样才可以保证奶水供应充足。我们建议你让宝宝喝前一天吸的奶，这样就不用冷冻了。你甚至可以在午饭的时候带宝宝到妈妈的工作单位吃奶，让妈妈和孩子联络感情。关键的是一定不要低估母乳的重要性，每天要赞美她为孩子所做的一切。

要保持奶水供应，妈妈每天夜里至少要喂一两次奶。要是宝宝和你们同屋睡，这对她会容易得多。即使妈妈不喂奶，让宝宝睡在身边也能拉近感情，无论宝宝和你们同床还是睡在大床边的婴儿床上。如果你和妈妈本打算独占大床，好能回到二人世界，那就想一想，对妈妈和宝宝来说，这些能共处的额外时间是多么珍贵。

宝宝半夜醒了哭起来，谁起来？既然你不能拿"我明天还得上班"做借口，晚上的责任你也应当承担一部分。但是如果孩子吃母乳，那就只能是妈妈起来，好保持奶水供应。在这种情况下，晚上尽量不要用奶瓶喂。但如果是晚上起来换尿布、拍嗝、哄孩子，那就应该是你的事了。

即使你太太全职上班，她依然在做全职妈妈。这是因为她一天很大一部分时间都在惦记着你和宝宝在家过得怎么样，担心是否一切正常，希望宝宝能吃得饱、睡得香、不哭不闹，从你那里得到了足够的刺激以满足宝宝的发育成长。回到家，她很可能会把整个身心到投入到孩子身上。她不会踢掉鞋子，抓起一罐啤酒和遥控器，歪进她最喜欢的椅子里看6点的新闻。上班的妈妈好像从来都没有闲暇时间。她们白天工作，回到家也是忙个不停——晚上忙，半夜忙，周末忙，尽着做妈妈的责任。如果你的太太这样劳累，很可能会筋疲力尽。不要觉得每天6点太太一回家你就该下班了，到晚上你还是应该尽一份力的。也许最好的办法是，晚上让太太照看孩子，你做晚饭，收拾家务。这样你可以从照看孩子的工作中摆脱出来歇一会儿，也能让妈妈和宝宝好好亲热亲热。

那你一天在家看孩子，具体到底做什么呢？仅仅按第8章描述的那样照顾到孩子的生理需求还远远不够。你会发现喂奶和换尿布只占一半，你还要照顾孩子，从而使他在心理、情感和生理上得到发展。这不光是指每天拿出一小时时间陪他玩。如果你用背巾背着他，可以在做家务的同时与他交流，通过刺激使他各方面得到发展。

照料婴儿使你有理由减缓生活节奏。每天带宝宝散散步，逛公园；出门办事的时候也可以走着去，而不是开车。这些简单的乐趣，大多数现代人都是享受不到的。

宝宝醒来后，所有注意力都要集中在他身上。他睡觉的时候你可以做些需要集中精力的事情，比如付账单、学习（如果你还在上学的话）或工作（如果你是在家办公的话）——或者趁这得来不易的空闲不受打扰地看看《星球大战》的光盘。

宝宝醒着的时候，要提防电视陷阱。把宝宝放在电视机前，让他看上一个钟头，这样逗他开心是再简单不过的办法了。但宝宝不会因为整天看关于著名科学家或作曲家的电视节目长大后就变成天才。研究证明，结果恰恰相反。看电视过多的婴幼儿上学后很可能会出现学习障碍、精力不集中以及行为方面的问题。美国儿科学会建议婴儿在两岁之前不要看电视，这就意味着你也不能整天看，即便是球赛和新闻，不然宝宝也会有很长时间跟着你看。

　　没有一本书能真正告诉你如何做全职爸爸，你要在实践中学习。但你只要尽你所能给他所有的爱，不断与他交流，就能帮助他健康茁壮地成长为一个快乐的孩子，同时还能帮助你太太成为一个她希望成为也需要成为的充满爱心的妈妈。

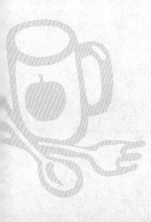

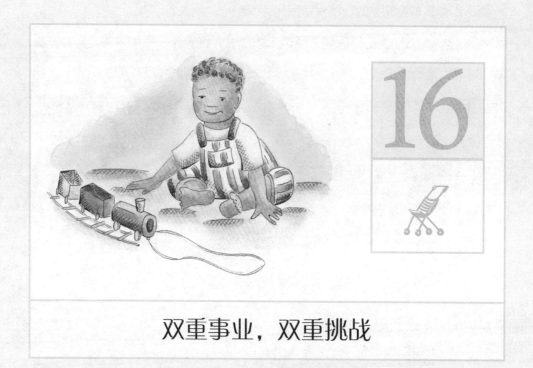

双重事业，双重挑战

在中国，宝宝5个月大时可能是妈妈产假结束的日子。对于很多美国家庭来说，第6周是新妈妈开始上班的日子。也许爸爸们已经开始上班，学习着适应和宝宝不在一起，可妈妈们还没有适应。而且，相信我们，她不会像你那样盼望回去工作，相反，她很可能正害怕这一天来到呢。但愿她正在心理上为这一不可避免的变化而做准备，决心尽量做到最好。

我们前面已经就你如何适应上班后的生活讲了很多看法，也已经讨论过如果太太上班你在家看孩子的话，如何帮你太太适应。可现在你们两个人都要适应。你俩都是在外劳累一整天，都希望脱掉鞋子，倒在沙发上，希望对方为自己端来一杯饮料，按摩一下酸痛的脚。当然，你们可以互相做，只是有一点——还要照顾孩子。也许你俩可以一个抱孩子，另一个为对方按摩脚，然后再换班。

事情没那么容易。既然你俩都要承担养家糊口和照顾家人的责任，有了孩子，你们的日常生活就远不那么"正常"了。平衡双重事业和养育孩子会占据你们所有的精力。相信你们能做得到，而且每个人都可以像全职父母那样和孩子建立亲密的感情。可我们也得对你实话实说：你们需要付出的努力会更多。下面有些办法可以使你同宝宝、太太的感情更密切，即使在承受压力时也能保持健康，同时能够享受新爸爸这一角色。

如果你和妈妈还都没有开始上班，那就认真分析一下你们的经济状况，想想除了两人都全职工作外，有没有其他选择。首先，你俩中的一个人可以上半天。定不下谁该多在家待着？那就抛硬币吧。但如果孩子吃母乳的话，太太就会自动胜出。你们也可以考虑延长一个人或两个人的休假。或者更好的办法是你俩轮流休假。在妈妈休假的时候你可以先回去上班。等妈妈开始上班的时候你再休假。许多大公司的休假政策十分慷慨，而且现在已经颁布了更多的法律来保护新生儿父母在家休假的权利。你俩中的一个也可以考虑在家创业，而不是回原单位上班。鲍勃医生第一个孩子出生后，他太太辞掉工作在家照顾孩子，同时还为别人照看两个孩子。虽然这样她的工作量比只照看自己的孩子要大得多，但挣的钱就可以让她待在家里看孩子。你计划越早，可利用的选择就越多。

如果你俩白天都要上班，就必须找好看孩子的人。这很不容易。也许最好的选择是祖母，如果她能来的话。谁能比生养你或你太太的人更适合照看你们的孩子呢？如果祖母住得近，她可以到你们家来看孩子，免得你开车送孩子过去，而且祖母可能不要工钱。如果她住得远，你得考虑让她到你家来住。

如果祖母有自己的职业或者就是不愿干，其次的选择是雇保姆。当然雇保姆的开支不少，你可能会发现需要把将近一个人的薪水拿出来付给保姆。

如果雇保姆行不通，托儿所（你所在的地方有的话）也是一个办法。如果有可能，选一个离妈妈工作单位近的，这样她可以趁午饭时间过去跟孩子待一会儿。如果在她的工作地点附近找不到很好的托儿所，那就找个离你单位近的。如果托儿所超出你们的预算，就考虑你或你太太工作单位办的日托中心（如果有的话）。单位的日托中心通常是最便宜的选择，而且最大的好处是上班时能去看孩子几次。

一旦你和太太都开始上班，就会发现早上是最紧张的时间了。下面这些建议是教你和家人如何在忙碌的早晨也能保持情感的亲密。

如果你俩的工作地点在同一个区域，那就开一辆车去上班，半路上一起把孩子送到托儿所。这样每天早上宝宝就能见到你们两个，你与太太共处的时间也可以多一点。万一宝宝一上车就号啕大哭（有的宝宝讨厌坐车），还可以有一个人坐在后座上抱着他。

如果你俩工作地点相隔很远，那就轮流开车送孩子去托儿所，这样两人都有机会在早上与宝宝共处。但如果宝宝吃母乳，那大多数情况下由妈妈接送更好些。一到托儿所就喂奶可以免去她每天泵奶的辛苦。

尽量让宝宝晚上早点睡，这样他可以早起。尽管宝宝醒来会使早上准备上班的难度更大，但大多数宝宝早上起来心情更好。你刮脸、穿衣、吃早饭的时候让宝宝和你待在一起，也许会使全家这一天都有一个良好的开端。

还有一点，你可能喜欢让孩子晚点睡，好和他多待些时间。但是宝宝在晚上往往更难照顾，而熬夜的结果是早上你该上班了，宝宝还没睡醒。他也许更喜欢醒来的时候看到他喜欢的两个人都在身边。

前一章我们讲到如何协助上班的妈妈给孩子喂奶和泵奶，那些建议也适用于你俩都上班的情况。但因为两个人都工作，压力更大，要配合妈妈的奶水供应，保证每天吸奶给宝宝吃，会更加困难。既然吸奶的活儿都是妈妈做的，建议你把送奶（至托儿所）、喂奶的任务主动承担起来。

不管采用什么形式，你协助的目的就是帮助延长母乳喂养。延长喂奶可防止婴儿期疾病的发生，这就意味着晚上和周末的时候宝宝会更开心，你们不用花费时间照顾生病的宝宝（尽管你可能会认为宝宝生病恰好可以给你们一个绝佳的理由和宝宝在家待几天）。

当你俩都开始上班时，和宝宝保持感情联系的一个关键方法是让宝宝和你们一起睡。如果宝宝在另一个房间睡，那他每天只有早上一小时和晚上几小时能见到爸爸妈妈，这只不过占宝宝一天的20%。和宝宝一起睡大有益处。你如果睡觉很沉，很可能注意不大到孩子在你床上。而婴儿大多数时间睡眠很浅，这意味着他睡着的时候意识得到谁和他在一起、周围发生什么事。宝宝晚上感觉得到你在他身边，感觉会和你更亲。和宝宝一起睡也可使哺乳的妈妈晚上喂奶更方便，这对保持奶水供应很重要。

如果你俩每天都要工作8个小时，路上开车2个小时，照顾孩子5小时，那留给自己的只剩下一个小时了。你们没什么时间锻炼，大多数的饭也只能吃快餐或叫外卖，因为根本没时间做饭。这样忙碌的安排不仅使你们关系紧张，也使你们身体疲劳，会损害你们的免疫系统。短时期这样不是问题，但如果你不好好照顾自己，过上几年这样压力过大的生活，你们的健康就会受到影响。

那如何使你俩在这一过程中都保持健康？关键是坚持锻炼、健康饮食。这些不光能使你们保持良好的身体状态，也能让你们情绪饱满，精力充沛。选择一种一家三口都可以参与的锻炼，比如傍晚时在居住小区里慢跑或散步。或者买两套家用健身器材，这样你俩可以同时用，让宝宝看着。如果两人同时锻炼行不通，那就安排一个你自己参加的锻炼计划，在午休时进行。如果可行的话，每天骑自行车上下班。那晚上妈妈锻炼的时候你还可以照看宝宝。

　　不要把整个周末都用在做饭、打扫卫生、突击干家务上，想办法安排点儿全家出门的活动。这可以使你们身心放松，为未来的一周储备精力。同时，要注意饮食，爸爸妈妈都可以参考爸爸篇第25章的营养建议。

　　你觉得没有足够时间锻炼、没有时间保证健康饮食？可没有这些，你和太太每天晚上会更累，没有精力享受和宝宝在一起的好时光，更别说你们之间的夫妻关系了。就算有一点点闲暇，你也会躺在沙发上闷闷不乐地想你有多累，你们能给彼此的时间是多么少。这样年复一年的消沉对任何家庭来说都是不健康的。但如果你们能积极相处，帮助对方养成健康的饮食习惯，就会有更多精力照顾好自己和宝宝，少得病，甚至可以多一些夫妻生活（太棒了）。

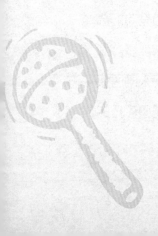

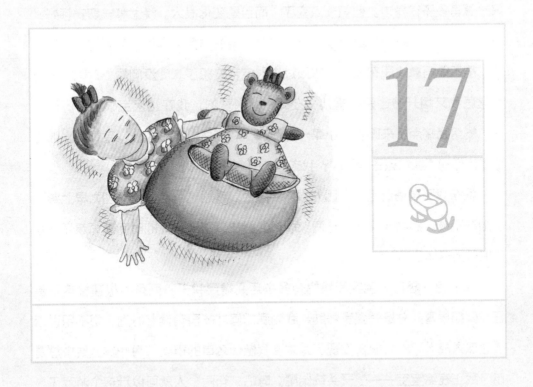

对于新当上爸爸的人来说，最大的打击之一是孩子出生后就完全没有属于自己的时间了。至少鲍勃医生那时候觉得很受打击：

"我生性内向，独处时便身心舒坦。并非我不喜与人为伴，必要时我和任何人一样随和友善。孩子出生之前，我和雪儿的生活是这样的：下班（那时候我还在上医学院）回家，一起享用晚餐，聊一聊各自的白天都是怎么过的，一起看会儿电视或电影，或许玩一两局游戏，或者出去玩玩，或者早早上床（但不是睡觉）。但在这中间我会抽出半个小时看书、看《星球大战》、学习或看球赛。我总是需要一点独处的时间。

孩子出生后，生活实际上也没有太大变化。我们还是做过去做的那些事，只是总有孩子在身边。但有一点变了，而且是变化很大。晚上等一切安顿好，我长吁一口气，在沙发上落座，刚刚打开一本书准备阅读时，就听到：'亲爱的，能不能再拿块尿布和一件衣服过来？宝宝又尿了。'没问题，对吧？一分钟之后我又翻开书，只听雪儿又在喊：'亲爱的，我在给宝宝喂奶，渴得厉害，能给我端点水来吗？'小菜一碟。啊，现在可以看书了。'宝贝儿，喂完奶了。你能不能给孩子拍拍嗝？我去把衣服洗了。'哦，当然可以。

很快我又得抱着宝宝，因为雪儿在做饭。然后她得冲个澡，因为早上看孩子她洗不成。然后我又得换一两次尿布。很快，每天独处的时间就甭想了。可真的只能这样了吗？

我没有抱怨每天宝宝和妈妈有多少活儿需要我干，而是积极迎接这些责任。但如果雪儿总是需要我帮助，我到底如何才能再有读书时间，更不用说看《星球大战》呢？我很快发现了太太要我做什么事的模式，每一次提要求总是以'我正在给宝宝——'开头或结尾。啊哈，有两个人就可以玩这个游戏了。所以我每次要坐下来做点什么的时候，只要保证怀里抱着孩子就行了。当然，这样我没法干需要两只手的活儿。可是想想，读书？一只手就行。手拿遥控看《星球大战》？一只手足矣。看课本？一只手蛮够，书放在腿上。时间都归自己，真是千金难买！

'亲爱的，我换床单，你能不能把桌上的碗收拾一下？'

'哦，不行，对不起，亲爱的，干不了，我抱着孩子呢。'我会回答，背景是调得低低的《星球大战》。

'亲爱的，能把垃圾倒掉吗？'

'当然可以，亲爱的，可是得等会儿，我现在正抱着孩子呢（一边看着书）。'这样我得到了我需要的所有独处时间。当我习惯用背巾背着孩子后，事情就更好办了。我相信太太不会介意的，因为如果我抱着孩子的话，她就不用抱。最轻松的是宝宝睡着的时候抱着他，这样他不仅睡的时间更长（我太太会很高兴），而且我也不用为让他开心颠来晃去的。我最喜欢的场景是，我腿搁在书桌上坐着，一手抱着孩子，我的医学书担在腿上。"

吉姆医生也自有忙里偷闲的办法：

"我家老二在3～5个月大的时候，傍晚总是很难睡觉。他4岁大的姐姐总是打扰他，戴安总是没法让女儿安静下来，也无法哄小宝宝入睡。那时我就形成了习惯，把他放到汽车座椅上，开车带他去兜一小圈儿。在去公园的路上，他很快就打起盹来。我会把车停在一个安静的停车场，关掉发动机（但是开着风扇以保持背景音），读上一个来小时的书。这样做人人得益：宝宝可以睡觉，妈妈得到休息，我也能有段'独处时间'。"

那你呢？你可能根本不在乎独处时间，尤其是你性格外向的话。但大多数男人都需要点自己的时间，你可能称之为个人爱好时间、项目时间或锻炼时间。无论是什么，现在都不复存在或至少不易得到了。你如何能拥有自己的时间，又不忽视妈妈和宝宝？

只要你带上宝宝，需要的自由时间就应有尽有。当然，不一定时时刻刻都抱着宝宝。你可以把他放在婴儿秋千里让他看着你干活。需要出门办事？那带宝宝一起去。需要打电话？宝宝若是睡着就抱着他打。正在播篮球加时赛？那就抱着孩子看（但不要让宝宝盯着电视看——尽量不要让他对着电视，而且在你支持的队进球时不要大喊大叫。如果你吓到了宝宝，妈妈就会把他从你怀里救走，那你就丢分了）。想出去打4个小时的高尔夫？抱歉，我们还没有想出办法让你做到这一点。

如果你十分渴望完全属于自己的时间，要么熬夜，要么早起，或者干脆不要孩子（我们认为这一选择是排除在外的）。鲍勃医生说：

"我学会了在清晨挤点属于自己的时间。雪儿和宝宝总是起得很晚，而我习惯早起。这段独处的时间是意外之喜，因为太太还没有意识到这一点。"

无论你什么时候想在家里的某个角落自己待会儿，孩子的妈妈都在某个地方照看宝宝，在想她什么时候才能歇口气。你觉得谁更应该多歇会儿，你还是她？说实话，你俩都需要休息，但现实情况是，你们很可能得轮流休息。绅士一点，还是女士优先吧。

有时候你和太太都在家，发现孩子睡着了。嘿，你俩都可以喘口气了。你心里想什么？很可能是做爱。她在想什么？很可能是两人在沙发里静静地依偎在一起。要意识到你们相伴的时间和独处的时间一样重要，而且一样来之不易。在第22章我们会讲如何才能有更多性生活。但你要意识到，新妈妈可能渴望更多安静的交流，和你，和好朋友，远超过其他事（尤其是当她一天到晚都在用婴儿语言自说自话的时候）。不要忽视安静相守的时间，这是每对伴侣都需要的。当这种需求得到满足时，性生活就接踵而至。不是同时出现，而是不久的将来。

告诉你一个秘密。尽管眼下还很不容易，但事情会一天天好起来——只要你们不接着再要一个孩子。孩子并不是越大越好养，但你会学到如何更好地安排时间、安排孩子。不要放弃你的独处时间，只要努力寻找，总能找得到。

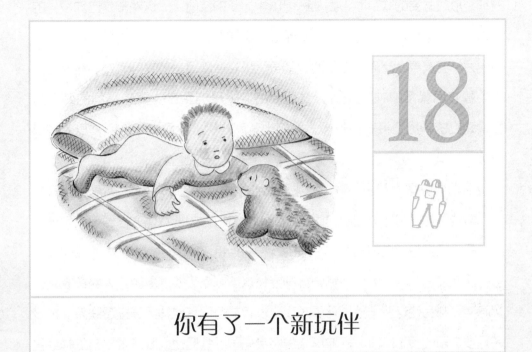

你有了一个新玩伴

刚开始，宝宝好像就是吃了拉，哭累了睡，吃完了再拉，你好像没什么可干的，是吧？睡觉你用不着帮他，因为宝宝整天就是睡。至于吃嘛，如果宝宝是母乳喂养的，那吃的事儿大多数都由妈妈包了。哭的时候你能帮着哄哄，可但愿宝宝别老是哭。那还有什么可做的呢？

你会发现，宝宝大一点以后，需要你做的事会越来越多，会让你忙不过来。可眼下他只有几个月大，该做点什么呢？除了吃奶、换尿布、抱抱、睡觉，宝宝还有别的特殊需求吗？

有，他需要刺激。原因是这样的：婴儿的大脑最初没有什么系统，神经还没有全部连接起来。婴儿在发育过程中，这些神经也在发育。当大脑和体内的神经形成必要的联系时，婴儿就可以学习新的技能了。这些都是自动发生的吗？是，也不是。某种程度上讲，无论你怎样做，婴儿总是在发育。在第一年中他会学着发声、交流、看东西、翻身、坐立、爬行、站立等。但要在婴儿大脑中建立尽量多的神经通道，就需要给他大量的刺激。婴儿得到的刺激越多，建立的神经连接就会越多，头脑也就越聪明，反应就越敏锐，身体也越协调。

我们可以举个例子：婴儿出生时，他能够看清约30厘米远的东西，就是你抱着他时他的脸与你的脸之间的距离。每分每秒的视觉输入信号都会刺激他眼中的光感细胞，增加和建立更多的视神经连接。同时也向大脑中接收视觉信号的区域发送脉冲，大脑视觉中枢神经将这些刺激转换成图像。大脑每收到一次脉冲，都会使这些神经长得更大、更长，并且同其他神经建立起联系。在孩子几岁之前的整个阶段，各种形式的感觉信号都会促使大脑各个部分的神经生长。如果不让婴儿看东西，视觉中枢中的神经就会萎缩死亡。如果婴儿得不到情感和社交刺激，大脑中控制情感和行为的部分就会退化。婴儿大脑中的许多区域都是如此。

让我们用男人的语言把这个意思表达一下。你可以把婴儿的大脑看成一个巨大的家庭影院系统（我们知道打这个比方这实在很贴切）。一个全新的系统被送到两个家里。一个爸爸安装上带有兔耳天线的等离子电视屏幕，并且在电视后面用单根线接上一台录像机。当他们得到清晰信号时，他和太太喜欢看电视，要是信号不好的话，他们也偶尔看看录像。但是在随后18年中，他们从来没有给系统升过级。这个系统就像一个被人忽略、接受刺激过少的婴儿的大脑。大脑在发挥功能，但是并没有茁壮成长。

咱们再看第二个家庭。和前一个家庭一样，爸爸把一切安装起来，但他很快意识到信号接收太差。他安了有线电视，这样电视信号要好多了。然后他又接上DVD机，不是用单股线，而是4股线和一根视频线。一两周之后，他升级到数字有线，又买了个数字视频录像机接收器。他还是不满意，又把一切接入立体声接收器，这样他可以利用刚刚连接到天花板上的新的环绕立体声音响看《星球大战》。他确保把系统中的每个插头都接好线，整个系统都相互连接，而这一切都用一个通用的遥控器来控制。

可能这听起来挺傻，但婴儿3岁前大脑的情况就是如此。它收到的感觉信号越多，产生的神经连接就越多，就越可以充分利用信息。结果呢？你将会有一个更快乐、更聪明、更外向的宝宝，他将会成长为一个生机勃勃、聪明伶俐、精力充沛的孩子。

到现在为止，我们都讲得很笼统。现在我们说得具体点，作为爸爸，你怎样做才能使宝宝大脑中的神经连接更多？尽管我们用电视打比方，但是却说过不要让他看电视，不要整天泡在电视节目中（尽管可以让他尽情听音乐）。要想提高宝宝在智力、社交和运动方面的能力，爸爸可以在宝宝最初几个月做下面这些事：

尽量让宝宝能看到你的脸。只要他在你怀里醒着——一般他的脸距离你的脸大约30厘米——就跟他说话，而且表情要夸张。在最初的几个星期，他就会开始专注地观察你的脸，而且开始形成他自己的表情。可能一两个月你都看不到他的一个微笑，但你所做的一切都被宝宝的大脑吸收了。实际上，研究证明，如果父母心情抑郁，只是抱孩子、喂孩子，但不对他微笑、喁喁低语、咯咯笑，不对他做其他傻呵呵的父母常做的那些事，婴儿的社交能力发育就会比较迟缓。不要担心你会对宝宝刺激过多，研究结果十分清楚：和婴儿面对面的交流越多，他就会越聪明、越外向。

对宝宝眼睛产生最大刺激的信号是黑白对比。一旦宝宝醒了又没有人抱，就要在他身边放一个有黑白条纹或形状对比强烈的图画板或玩具，这样宝宝的视力会发育得更好。吉姆医生的第一个宝宝喜欢看天花板上的电扇缓缓转动，于是有一天他剪了些黑纸条贴在白色的扇片上，这使宝宝得到了多重的乐趣。

无论你在做什么，都要跟宝宝说话，当然他现在还听不懂，但你一定会很高兴地发现他越来越喜欢交流。换尿布的时候，给他哼小曲或说话，或者抱着他走来走去哄他睡觉时，轻轻地哼唱摇篮曲。

其他的声音也会对宝宝产生刺激。吉姆医生发现他家老大第一次大笑是见他将一只军用帆布包的拉链"嗤"的一声拉开，之后每次他这样做孩子就会哈哈大笑。

那运动刺激呢？你可能不太在乎宝宝能否唱歌，但你可能希望他长得健壮、擅长运动。刺激宝宝力量发展的最佳方式是竖着抱他，这可以让他练习头部、后背和腹部的肌肉。在整个过程中，他四处环顾，抓你的衣服和脸，挺直身体，用腿蹬你，和你目光交流；同时也锻炼他的平衡能力，练习他手眼协调的能力。研究已经证明，在父母怀中时间长的婴儿比那些在地上爬的时间长的婴儿发育得更快。

"这些都是妈妈要做的，"你可能会说，"干吗要我做？"如果宝宝的所有刺激都是来自妈妈，从现在开始到6个月大，他会找谁？作为医生，我们每天都在评估婴儿的发育情况。当我们看到一个婴儿发育有点滞后时，就会要求父母和孩子多进行肌肤接触。如果妈妈看起来筋疲力尽，无法提供更多关心，我们就会给爸爸打电话，鼓励他多给婴儿一些刺激。但是作为爸爸，不要等医生下命令才多给宝宝关注。立即投入吧，从现在起做一个尽心的爸爸，给宝宝的发育提供足够的刺激。

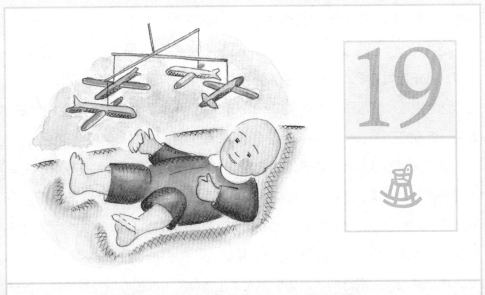

19

帮助妈妈战胜产后抑郁症

你认为宝宝出生后的最初几周应该是女人最幸福的时间，对吧？可事实并非总是如此。你观察到太太因为怀孕情绪变得喜怒无常，时而高兴，时而哭泣。现在宝宝生下来了，激素水平应该恢复正常了吧？可惜，并不是这样，而我们也不希望如此，因为正是由于激素她才会泌乳，才发展起母性本能。对于大多数女人来说，雌性激素，包括催乳激素，会超过所有其他激素的影响，包括目前捉摸不定但依然隐藏在身体内部的"涓涓细流"——睾丸素（性欲激素）。催乳激素通常会使母亲心情愉快，但有的女性产后大脑中控制情绪的激素会出现失调，尽管这怪不得她们自己。失调的结果就是这些女性会出现产后抑郁症。

正常的"产后情绪低落"在新妈妈中是一种常见的现象。实际上，85％的女性会在产后几周内出现低落、烦躁、焦虑等情况。通常，这些症状会随着妈妈激素正常化和催乳激素的分泌消失，但也并不尽然。

这就需要你出马了。对爸爸来说，认识到正常的产后情绪低落是否会演变成产后抑郁症很重要。它们的区别在于症状发生的时间以及持续长短。产后情绪低落通常在产后两周就消失了。所以，如果妈妈到那时还没有恢复正常愉快的状态，或者她在婴儿出生一两个月之后出现抑郁的话，你就应该怀疑有问题了。

除了郁郁寡欢，以下特殊的症状也应注意：激动、疲惫，对正常人看来有意思的事缺乏兴趣，注意力不集中，犹豫不决，缺乏食欲，失眠，作为母亲有挫败感、内疚感，对婴儿的健康过度担忧。在产后最初几周，你太太可能会偶尔出现一两种上面提到的情况。但是如果你注意到她每天都出现4种以上上述症状，那你就应该采取行动了。如果你太太在怀孕前出现过心理问题的话，你就更应该格外当心，如果是那样，那她很可能患上了产后抑郁症。

可能你很难接受孩子的妈妈会有什么问题。没有一个男人愿意承认他的配偶胜任不了做母亲的责任。如果你发现朋友和亲戚为你太太担心，而你自己还没有想到她可能得了产后抑郁症的话，千万不要把他们的忧虑当成耳旁风。

如果你认为太太得了产后抑郁症，该怎么办？和她一起坐下来，谈谈你的忧虑。你的态度一定要十分善解人意，对于得了产后抑郁症的妈妈来说，一个理解她、支持她的伴侣将是最好的治疗，尽量让她说出自己的感受和心情。

给她的产科医生或助产士打电话，约个时间你俩一起去看一看。一般说来，产后检查到产后6周才进行。但如果你怀疑有问题，等6周无疑太久了。医生或助产士可能会建议你太太参加一个产后抑郁援助小组，在那里她可以学习如何理解和应对情绪问题。要想深入咨询，心理医生的作用是非常重要的。产科医生或心理医生可能会开些短期服用的抗抑郁药，帮助新手妈妈度过这一时期（这些药大多数可以在哺乳期也可服用），但这应该是最后一种选择。作为家人，你可以采取很多办法帮助新妈妈，而不是让她立即服药。

　　多请一段时间的假，这样你可以照顾宝宝。你太太此时比以往任何时间都更需要你，宝宝也是如此。如果产后抑郁很严重，或持续时间很长，母子之间缺乏感情联系会给宝宝的交往能力和智力发展产生不利影响。在你太太恢复之前，你可以给宝宝提供必要的情感和身体刺激。

　　好在研究显示，母乳喂养可以保护婴儿不受母亲产后抑郁的心理影响。换句话说，婴儿从哺乳得到的刺激足以保证他正常发育。研究还表明，给孩子喂奶的女性能够更快地克服产后抑郁。因此，鼓励妈妈给孩子哺乳是很重要的。

　　哺乳困难也会使妈妈更加紧张和抑郁。事实证明，乳头疼痛这一导致过早断奶的主因也会使产后抑郁加剧。帮助有哺乳困难的妈妈，鼓励她们坚持下去，对于减少产后抑郁症的发生至关重要。

　　争取家人和朋友的帮助，但是你必须保证每个提供帮助的人都要敏感且善解人意。对于患产后抑郁症的新妈妈来说，没有什么比一个指手画脚、唠唠叨叨的婆婆更让人心烦的了。如果家人和朋友不能来家里帮忙，那就考虑雇个保姆来家里待几周，帮你们照看宝宝、收拾家务。在给孩子检查的时候，告诉医生你太太正患产后抑郁症。

　　如果妈妈愿意，让她开始简单的日常锻炼（咨询一下产科医生什么样的运动比较安全，或者查一查相关书籍）。实践证明，即使每周只锻炼两三次，对抗抑郁也是有效的。在产后几周内，妈妈的锻炼强度不能过大。

　　对于产后抑郁的妈妈来说，最好的锻炼莫过于早晨快走一两个小时。这会帮助她摆脱心中的忧虑，每天有个新开始。你可以安排一个人照顾宝宝（如果你工作时间允许，你也可以照看孩子），或者让妈妈用婴儿车推着小家伙一起去。每天晚上全家在小区里散散步也能使她振奋精神。如果你生活的地方冬天太冷，就买个跑步机。

　　营养对战胜抑郁也有很大作用。许多研究显示，Ω-3脂肪酸与抗抑郁药物具有相同的生化作用，还没有潜在的副作用。妈妈可以通过每周吃几次鱼来补充这些不饱和脂肪酸（阿拉斯加的野生鲑鱼是最健康的）。蛋类中也含有部分Ω-3。如果妈妈不吃鱼，还可以吃Ω-3油软胶囊（务必是含DHA和EPA的那种）。

不要整天小心翼翼地围着太太转，要开诚布公地和她谈谈抑郁的问题，她的反应可帮助你判断她对你介入的态度。如果她承认目前的状况，乐于克服问题，就是好的迹象。如果她抗拒承认或归罪于你，那就说明要么你判断有误，要么情况比你想象得要严重。医生、援助小组或其他家人可以帮你弄清楚。

有一个挣扎在产后忧郁症中的伴侣，生活是令人灰心的。有的爸爸因为妻子不能履行做母亲的责任而大发雷霆，可此时妈妈已经够内疚的了，她不需要丈夫再火上浇油。

很可能你幻想太太将会是个完美的妈妈，把宝宝照顾得妥妥帖帖。她很快就会成为这样的妈妈，但是这一两个月你得先顶上来，等她战胜抑郁。如果她得到适当的治疗，就能成为一个生机勃勃的妈妈，可以满足宝宝所有的需求。与此同时，你额外的帮助会使你和宝宝的关系更加亲密。

尽管这本书总体上讲得轻松愉快，可产后抑郁症没有丝毫好玩之处——尽管有的爸爸看到太太因为宝宝的袜子与外套不配套就痛哭流涕而禁不住哑然失笑。我们现在要讨论的是比产后抑郁症更严重的问题，这样做不是吓唬你，而是为了让你了解。我们指的是一种叫产后精神病的疾病。患上这种严重激素失调的女性不只产生抑郁，有的会遭受包括幻觉、妄想、产生自残或伤害婴儿的冲动等症状，而且会严重损害她的生活能力。产后精神病很罕见，每1000个产妇会才出现一两例。如果这种疾病没有被及时发现，那妈妈和婴儿的生命都可能会面临危险。一旦发现应该立即治疗，并采取安全保护措施。

还有一种产后状况你也应该了解。研究表明某些爸爸在婴儿出生后也会出现轻微的抑郁。这并不是因为经济负担或个人责任加重，也是因为激素的影响。我们强烈建议：如果你感到伤心，就和妻子和朋友聊一聊；好好进行锻炼、饮食健康也大有裨益。

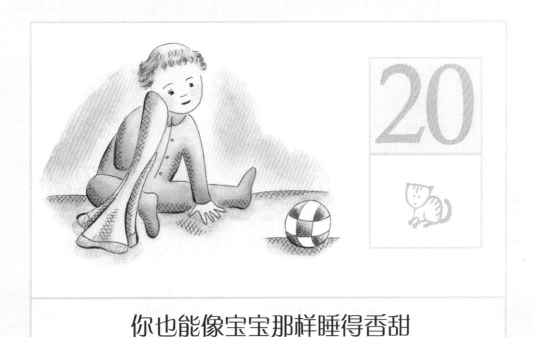

你也能像宝宝那样睡得香甜

　　你一定累坏了，未必能打起精神来读这一章。原先你每夜睡8个小时，可后来，唉！不仅太太生孩子搞得你一连两夜没合眼（当时你确实没睡吧？），现在宝宝又让你睡不成觉。我们经常在病房里巡视，为新生儿检查，发现妈妈抱着孩子在床上坐着，爸爸则在角落的帆布床上呼呼大睡。我们会对妈妈小声说："让他睡吧，这两天把他累得够呛。"好像妈妈不累似的！

　　你是怎么睡着的？一定有什么办法，因为千百年来爸爸们都是这样。我们兄弟两个共养了5个孩子，因此能给你支几招，让你更好过些。

　　最常见的新生儿睡眠问题是白天整天睡、晚上整夜醒着，我们认为，这是因为在妈妈怀孕期间每天散步，对胎儿有催眠作用。有时当她晚上躺下想睡时，小家伙却在她肚子里踢打折腾。大多数父母看到宝宝刚出生时一睡一整天，高兴得不得了，可一到晚上宝宝就活跃起来了，做爸妈的一点辙都没有。

最初的几晚只是开始，宝宝是在试探你的承受能力呢。不过，好在几周内他就会调整到晚上睡觉，尤其是在你白天经常弄醒他吃奶的情况下。

即使宝宝晚上睡得很好，也很可能会每隔几个小时醒来吃一次奶。有的爸爸不大在乎，很乐意帮着喂奶、换尿布。如果晚上醒来对你来说不过是小事一桩，那我们向你致敬。鲍勃医生有第一个孩子时，在家照顾他的第一个夜晚真是难熬：

"已经是晚上10点，我们都准备睡了（尤其是我，已经两天两夜没合眼了）。我们把摇篮放在床边，还有配套的婴儿毯、床单、可爱的小睡衣，还有不知哪儿传来的隐隐约约的小提琴音乐声。雪儿把宝宝哄睡，轻轻放进摇篮里。我们俩依偎在一起睡着了。半小时之后，宝宝醒来，哭了起来。雪儿又哄他入睡（我也得起来帮忙），再次放回摇篮里。又过了半小时，'哇——'

'亲爱的，把孩子递给我好吗？'太太问。

'干吗把摇篮放在我这边？'我一边把孩子递给她，一边在心里嘀咕，争取接着睡。不一会儿，我又被哇哇的哭声惊醒。我想我睡着的时候雪儿给他喂过奶，又把他放回摇篮里了。我一把抱起他递给太太。'你为什么不让他躺在你身边，好让我睡会儿？'在深夜两点钟，我竟然就是这样一位"体贴"的爸爸。可雪儿竟听了我的话。

再次醒来的时候太阳已经出来了，我居然一口气睡了6个小时。抬头一看，见雪儿和孩子都在安安稳稳地睡着。

后来3年中的每一个夜晚，都有一个宝宝睡在我们床上（通常一次一个）。我们并没计划这样做，可结果就是这样。我几乎每晚上都睡得很熟，通常到第二天早上才问雪儿：'你和宝宝睡得好吗？'她或者笑一笑，伸个懒腰，给我一个愉快的回答，或者含混地嘟囔句什么，拉过被子盖住脸，翻过身背对着我。"

每当吉姆医生真的需要好好睡一觉，比如在医院里值了一夜的班时，他就会在客房里睡：

"宝宝睡不好时，比如他长牙期间，太太会说：'今晚可能得频繁起来哄她，你还是到客房去睡吧。咱们早上见。'我并不担心宝宝会取代我在'我们'床上的位置——我只知道这是补觉的最好办法。"

目前你和太太可能面临两种情形：也许你的宝宝在婴儿床、摇篮、摇篮车或你们的床上睡得都挺好。宝宝每夜醒一两次，你可以从容应对，没有什么真正值得抱怨的。或者你的宝宝睡眠不好，每隔一个小时你就得起来帮妈妈对付。如果宝宝一个人睡不着，好像非要靠你们（很可能不是你，而是妈妈）近点才肯睡，那最简单的办法还是让宝宝和你们睡一张床，至少短时期内是这样。

你很可能听人说过，你要是让宝宝睡在你床上，就再也撵不走他了，他会毁了你的性生活，最后的结果是你到别的房间睡。唉！谁也没说当父母是件容易的差事，但现实生活中我们发现上面的说法并不一定对，所以不要为今后的事发愁，现在先争取多睡点。如果让小东西在你床上睡，你反而能睡得更踏实，那就和宝宝一起睡。

有一种办法可以既不让宝宝和你同床，也能让他睡得很近，那就是买一个"亲子睡床"。这是一种3面有围栏的婴儿床，可以接在父母床的一边。这种亲子睡床能使妈妈夜里伸手就够到宝宝，但宝宝也是睡在单独的床垫上，所以他晚上折腾对你影响不太大。

下面的秘密可以帮你晚上真正睡个整觉，但这仅适用于你，不能保证妈妈或宝宝睡得更好。这一秘密就是鼓励妈妈只给宝宝吃母乳。如果你觉得那样自己就被晾在一边，失去了给宝宝喂奶的珍贵角色，因而请求太太让你用奶瓶喂的话，你可得当心了。除了夜里或星期六早上，她是不会让你用奶瓶喂的。当宝宝在深夜两点钟在走廊那头大哭时，她会用胳膊肘捅捅你，说："亲爱的，给他喂瓶奶吧。"如果你是个无私的超级爸爸，真的喜欢半夜给孩子喂奶的话，那就该奖励你一枚勋章，我们确信妈妈会很感激你能让她歇会儿。但如果你是那99%的爸爸，希望晚上能一气儿睡上6个小时，干脆就不要建议妈妈用奶瓶，那样就不用你值夜班了。必要的话，你甚至可以打出"专家建议"这张王牌（"亲爱的，美国儿科学会建议母乳喂养"），然后，既然你不具备产奶功能，就可以免掉这一责任了。

我们已经知道妈妈在晚上比爸爸有更大的毅力、精力和耐心照顾宝宝，但即使是最好的妈妈也需要偶尔休息休息。这样的情况在鲍勃医生的老大两个月的时候出现了：

"我刚刚从通常不受干扰的沉睡中被叫醒，脑子还不太清楚。那是凌晨3点钟左右，雪儿捅了捅我的肋骨。'给，接着你儿子，这已经是他第4次醒了！'

我还没完全醒过来，勉强把塞到我怀里的宝宝接住，心里想：'第4次醒了？这么多次了？'我运用我强大的父性直觉，感觉到宝宝在哭。可太太指望我能做什么呢？我抱着孩子下了床（嗯，半夜起来带孩子就这感觉啊——真不太愉快），走进客厅。

一分钟之后，雪儿感觉到我又爬上了床。她很可能在想：'太好了，我可爱的丈夫把宝宝哄睡着了，他抱着睡得甜甜的宝宝回到了床上。啊，生活真美好。'她可能想沉沉入睡，可又隐约觉得哪儿不太对头。我想她是意识到天下哪里会有那么好的事。她一定是翻了个身，想看看宝宝是否一切都好。我正要睡着，突然听到她惊呼：'孩子在哪儿？'

孩子？什么孩子？'不知道，'我咕哝了一句。可她到底为什么问我孩子在哪儿？是不是做噩梦了？

雪儿飞身下床，冲进客厅，从沙发上抱起孩子放回床上。很显然，孩子还哭着的时候我就把他扔在沙发上了，我竟然还以为自己把他抱回床上来了呢。啊，我想起来了，那个孩子。从那时候起，雪儿夜里再也没有让我帮着照看老大。后来有了老二和老三，我才得到赎罪的机会。"

咱们还是实话实说吧，即使最坚强的妈妈有时候夜里也需要帮忙。我们建议在这一点上大家可不要学习鲍勃以前的样子。你有很多方式可以做个体贴助人的丈夫，这一点我们下一章会讲。准备好偶尔值个夜班，这样做你太太会更加爱你的。

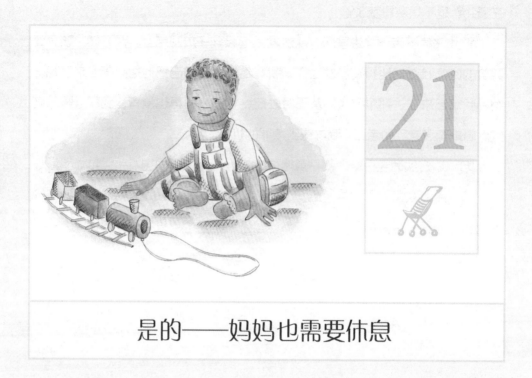

是的——妈妈也需要休息

即使最不善观察的丈夫也会注意到刚做了妈妈的妻子眼窝乌青，站在厨房里给你做着饭就会打瞌睡，还有她走路时摇摇晃晃的样子——生孩子之前她可是步履轻盈、健步如飞。如果你还没注意到太太出现了这些情况，那先放下这本书去看看。她很可能在房间的什么地方睡着了（因为她为了照顾你们的孩子，昨晚每两个小时就得起来一次）。

上一章我们讲如何让你自己得到足够的睡眠。现在，如果你不想离婚的话，那就听我们讲讲晚上如何帮忙，好让你太太也能得到足够的睡眠吧。

你很可能会想："可我晚上不能帮忙啊！白天我还得上班呢！"男人们把上班定义为"让你每天早上离开家，10小时后兜里揣着养活老婆孩子的钱回来"的事情。你想知道大多数新妈妈把那看成什么吗？度假。不信现在就去问问太太你主动去上班，好让她跟宝宝整天在家待着不用工作，她是不是很高兴？她的回答很可能不是感激涕零地拥抱、亲吻，再次向你海誓山盟，以感激你辛勤工作，好让她在家安享荣华富贵。

老实说，有的女人新当上妈妈后，觉得照顾一个小宝宝不是件多么难的事。她们把自己全职妈妈的新角色干得相当出色，每天能想办法睡够觉，趁宝宝睡觉时还能享受一段安静的时光，干点家务。有些新爸爸回去上班，不用操持家务，不必晚上起来帮助照料孩子，他们只需每天晚上回家享受天伦之乐。但如果孩子出生后的最初几周生活比你预期的更具挑战性的话，你要鼓起勇气；事情总是会有办法解决的。

除了把宝宝丢在客厅里自己哭那次，鲍勃医生不记得晚上起来照顾过孩子。但是他太太说他有过：

"她说有老大的时候她还尝试过一次，那时宝宝18个月大，哭个没完，她整晚上都在哄他，快被逼疯了，于是她把孩子递给我，我就抱着他走来走去，直到他在我怀里睡着，一觉睡到早上。这件事我都不记得了，但很明显她为此很感激。"

我们的其他几个孩子晚上都睡得很好。但在刚出生时他们也总是醒，我们的太太说那时候我们很多晚上都帮着换尿布、喂奶，可我们也都不记得了。

吉姆医生的老大1岁时，他还以为宝宝能一觉到天明呢：

"得知宝宝每夜还是醒两三次，我很惊讶。我太太会悄悄地立即给他喂奶，把他哄睡着。这一切都发生在我身边，可我竟然呼呼大睡，丝毫没有受到影响。"

就算你晚上睡不好，也可以尽管放心，无论晚上多么难熬，过几年你就会忘得一干二净，甚至考虑再要一个孩子。

可我们是谁，能说这样的话？我们从来没有那种到两岁时还每隔两个小时醒一次的孩子，我们有那种情况的病人，但我们的孩子从一开始就睡得很好。确实，他们一晚上会醒1~3次吃奶，但我们的太太觉得没问题。可这本书不是关于我们的太太，而是关于你和你的太太的。如果你的宝宝夜里老是醒，妈妈很难接受这样的生活，那就得靠你来分担了。是啊，是啊，我们知道你白天得精精神神的，要上一整天的班，可哪一个更重要？是你的工作（你的同事和老板很可能不会注意到你工作效率暂时降低了），还是你的老婆孩子？我们希望你的答案是后者。如果你想帮忙——你还想保住婚姻的话，那就听听那些休息不好的爸爸提的建议吧。

轮班照顾孩子，可以分睡前班和清晨班（或两班都轮，如果你是超人爸爸的话）。如果你是夜猫子型，而你太太不是，那就让她9点钟睡，你抱上几个小时的孩子。等宝宝饿了的时候，把他抱到床上吃奶，你就下班了。如果你是用奶瓶喂，当然就没有必要把妈妈叫醒。如果你太太是晚睡型的，那就让她先照看孩子，你趁早睡觉。然后等宝宝清早睡醒时你就起床，让妈妈睡觉，你再照看两三个小时（如果你担心这样安排会影响你的性生活，请参照爸爸篇第22章）。

晚上宝宝把你吵醒的话，想办法尽量少打扰妈妈。让她在床上躺着，你把饿了的宝宝抱过去，帮她安顿好，以便给宝宝喂奶。你还可以给宝宝换尿布，给妈妈递水。喂完奶后（如果你还醒着），主动给宝宝拍嗝，再给他换一次尿布。用一盏暗一点的灯，这样在你照看宝宝的时候，妈妈容易再睡着。

吉姆医生是个心灵手巧的人，他给卧室的灯安装了一个调光开关：

"这样我们可以使卧室光线昏暗，宝宝就会昏昏欲睡，我们还有足够的光亮换尿布。当然我心里也明白，这以后还可以作为'气氛灯光'。"

甚至连鲍勃医生也在晚上换尿布的事上尽了一份力：

"当我听到晚上宝宝在闹——这通常意味着太太在我身边给他换尿布——我就会翻过身，让他吮我的手指头，这会使他安静下来，可以更快睡着。在睡觉前我还会确保太太手边有足够多的尿布，这样我就没必要晚上起来去拿。看我还是想得挺周到的吧！"

在最初夜不能寐的几周里，除了喝咖啡，你和太太还有什么办法使自己正常运转呢？缺乏睡眠会给免疫系统造成压力，使你精力不济。如果你太太病倒了，夜里你就得多起来照看宝宝。我们前面曾经说过，提高免疫力、增加活力的最佳方式是锻炼（具体锻炼参见爸爸篇第25章）。如果你还没有锻炼的习惯，那就从现在开始吧。清晨散步对你的身体大有裨益；如果能带妈妈和宝宝一起去的话，对她也会有好处。服用多种维生素，多吃水果和蔬菜；也可服用些维生素C和紫锥菊，可以抵抗感冒和流行性感冒。

你的"夜班"不会持续很长时间的，大多数婴儿只在出生后几周夜醒频繁，到一两个月大的时候，多数会睡得很踏实，那时你就可以松口气了（至少可以坚持到5个月开始长牙的时候，那时候你又得开始值夜班了）。所以，宝宝出生第一个月里要做个超级爸爸，和太太一起加夜班，她会因此更爱你的。

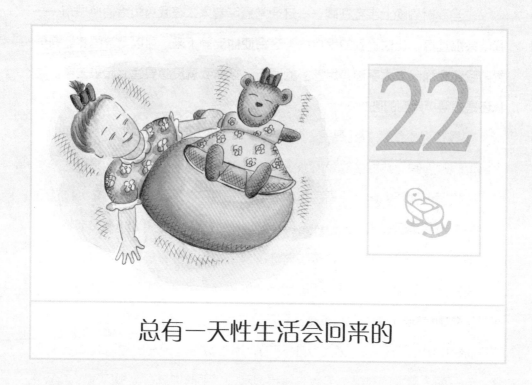

总有一天性生活会回来的

　　任何一本关于做父亲的书，若不开诚布公地谈谈性生活，都不算完整。或者更确切地说，是关于性生活的缺失。对于许多新当上爸爸的人来说，这是一个更难调整的问题。"可我们只需等6个星期，"你会说，"然后不想有多少性生活就可以有多少吗？"做梦吧！医生只是说要等6个星期太太的身体才能恢复到可以有性生活。可如果你以为太太和你一样，急不可待地数着日子，42天一满就冲你扑过来，和你翻云覆雨，那恐怕你会大失所望的。这样的情况恐怕根本不会发生。

　　为什么呢？还是因为那该死的激素。对于男人抱怨的每一件事，最后好像总要归结为激素在作怪。可在这件事上，激素确实难辞其咎，而且我们无能为力。

女性生孩子时，她开始分泌一种新的激素，叫催乳激素，有时候也称为"母性激素"，它可以刺激乳房产生奶水，也能使妈妈产生哺育孩子的冲动。你是不是纳闷，为什么你太太好像对宝宝的需求的反应比你更直接、更强烈？为什么宝宝一闹她就跳起来冲向他？你可以把这些都归结为催乳激素的作用，一听到宝宝哭，妈妈体内的催乳激素就会激增。催乳激素也会抑制女性体内睾丸素（与男性体内的睾丸素类似，睾丸素会使女性产生性冲动）的分泌。女性在哺乳期间催乳激素的水平一直很高，所以尽管新妈妈在生产6周后身体已经恢复，但出于激素的原因，她可能几个月都不会产生性欲。

我们做爸爸的在生理上具有先天弱势。研究显示，男性在婴儿出生后也会分泌一些催乳激素，睾丸素水平也会在几周内降低（这是大自然让我们的妻子休息一下的方式）。但是我们要么不像妻子们那样具有强烈的养育孩子的生理冲动（这也正是男人要加倍努力和宝宝建立感情的原因），要么是我们没有像她们那样摆脱性欲。

谈到妻子怀孕到中期时的情况，吉姆医生地禁不住缅怀神往之情：

"那时候我太太真是性欲旺盛！自从经历了这令人迷醉的3个月，我花了好几年的时间试图重新找回她的这种状态，这并不容易。好在有一点，孩子们正渐渐长大，我们有更多属于'我们'而不是'他们'的时间。我还注意到，我越花精力做个好爸爸、好丈夫，我太太就越迷恋我，于是就有越多……你知道的。"

每个女性都有重获性欲的时候，可能需要过几个月，也可能要过一两年。这只能怪大自然，它认为孩子的生存比男人的性需求更重要。你可能会为你想要的东西抱怨、恳求（每个女人都会觉得这很刺激，对不对），但是在你的睾丸素和她的催乳激素的较量中，每一次失败的都会是你。

　　新妈妈不想做爱还有别的原因。没有男人能够真正懂得新妈妈在新生儿身上消耗了多少体力和情感能量。到一天结束的时候（有时是刚到中午的时候），妈妈就已经心力交瘁了。女人们把这描述为"被耗空了"。在喂了一天奶、抱了一整天孩子之后，妈妈不想让任何人的手或嘴再碰她。这对男性的自尊心来说可能是个不小的打击。在宝宝刚出生的几周里，妈妈的乳头可能很疼。因为雌激素水平降低，阴道内润滑物质的分泌也减少。如果她在分娩时出现严重撕裂或侧切，她可能害怕在敏感部位出现再次伤害（对她来说，使用润滑剂会使性生活舒服些）。

　　"以前吻她的时候，她会兴奋得微微颤抖；可现在，她却紧张得浑身战栗。"我们曾听一些爸爸这样说。但是新妈妈确实喜欢与性无关的身体爱抚。只要你太太觉得你不是咄咄逼人，她还是很喜欢和你拥抱的。她可能很珍视你的吻，但不是那种缠绵而且越来越强烈的那种。看到电影上有的女人说"只要抱抱我就好"，你可能还嗤之以鼻，但现在你就要面对这一幕了。太太依然喜爱你的抚摸，尤其在夜深人静时，但很可能主要是想和你依偎在一起。当你的睾丸素汹涌澎湃的时候，她的睾丸素可能还深潜在脚趾的某个地方呢。

　　怎样才能开启那些潜藏的睾丸素？你需要有耐心，更多的耐心、理解，很多非性欲的爱抚，帮助她完成母亲的责任，照顾宝宝，还要十分耐心地等待。你越主动照顾宝宝，她留给你的精力就越多。如果你摇晃着宝宝入睡，把他放在床上盖好被子，妈妈就会发现有一个小时的时间一身轻松，谁知道会发生什么呢？每天晚上帮她按摩一两次，让她好好放松，也绝不会有坏处的。

　　你可能会想，几周来你表现得如此耐心体贴，太太为表达感激之情，会主动向你投怀送抱。可能会，也可能不会。你太太可能心思全用在宝宝身上，根本没注意到你的出色表现。或者她可能注意到了，也心存感激，但没想到要用做爱来回报你。这种情况下有的男人就闷闷不乐，大发雷霆，不理睬妻子，甚至怨恨孩子。

你会怎么做呢？不要指望你太太能猜透你的心思，她可能没有意识到你感到受了冷落，以及需要她向你展示魅力。等宝宝睡下了，你可以和她坐下来谈谈，说一说你的感受（同时要表现出耐心和理解），问一问她的感受（女人都喜欢这样），这样你们会更好地相互理解，拉近彼此的关系。即便不会在性爱方面起到立竿见影的效果，至少她知道了你现在的感受，你也不用把感情都憋在心里。

关于性爱，还有一点你要记得：潜在的后果！有的女性在生产后几个月就恢复生育能力，有的可能需要一两年。如果妈妈完全是母乳喂养，那至少有6个月基本上可以靠自然避孕。宝宝出生后几个月，妈妈的月经可能就会悄然出现，而在她出现月经前的两个月就可能受孕。有的女性在两次怀孕期间甚至都没有来月经。在你太太的月经周期恢复正常之前，你就得采取预防措施，比如用避孕套。避孕药会导致妈妈奶水减少，所以在宝宝12个月之前，我们不建议用避孕药。

要是宝宝睡在你们床上，有一个问题可能让你头疼：你们该在哪儿做爱呢？其实，到时候你一门心思只想做爱，很可能根本就不在乎地点。一等太太来了情绪，你会觉得家里任何房间都可以。如果孩子碍事，有的夫妻就在卧室地板上放一张垫子或铺几条毯子。还有的夫妻，孩子就在同一个房间的摇篮或婴儿床上睡觉，他们在床上也照做不误，不觉得有什么别扭。孩子和你们同睡，未必就会妨碍你们的夫妻生活。

每个爸爸都会经历事后回忆起来好笑但在当时却令人丧气的状况：你们云雨正酣，孩子却哭了起来。你一晚上都在盼着他睡着，好和他妈妈亲热一番，可小家伙连一刻钟都安静不了。你会不会让太太别理他，继续把心思放在你身上？很可能不会吧。我们建议，第一次碰到这样的情况时，让你太太听从她的直觉。她有可能会伸手关上监控器，和你接着来。可还是不要奢望了。别忘了，她的催乳激素警报会立即启动，无论她多想把心思放在你身上，她身体的每一个细胞都要把你推到一边，以最快速度冲向宝宝。在第一次出现这样的状况后，和她好好谈谈，问问她宝宝醒来时她有什么感受，决定一下再出现这样的情况该怎么办。如果她说，宝宝哭时，她必须立即回应，你就要尊重她的决定。你会发现，随着宝宝越来越大，妈妈的催乳激素警报会减弱。说不定她会告诉你，别管他，让他哭几分钟，你俩要把心思放在对方身上。你也只能这么希望吧。

好消息是，到了某个时间，性爱一定会恢复正常。怎么说呢，几乎是吧；尽管会有偶尔的中断。在目前这一过渡阶段，向太太证明你是一个成熟的丈夫和父亲吧。她会感激你的耐心，而你也会因此而变得更好。

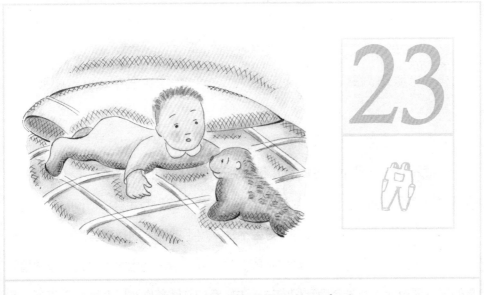

好爸爸也应是个好丈夫

鲍勃医生的太太有一次对他说：

"'鲍勃，你是个了不起的父亲，也是个好丈夫。'当然，她这话不是凭空而来的，我们是在评价自己的婚姻状况。尽管我欣然接受了她对我作为父亲的表扬，但我也清楚明白地听到了弦外之音：作为丈夫，我的技巧还有待提高。我不只是孩子的父亲，还是妻子的丈夫。而且我不只是她的丈夫，我还是我们孩子的妈妈的丈夫。我给你们60秒时间想明白这回事，我自己花了5分钟……"

你不可能是一个了不起的爸爸，却是一个差劲的丈夫。当你养育孩子的时候，你也是在养育某个人未来的伴侣。如果你作为丈夫不成功，那你教出来的孩子可能也会成为失败的丈夫或妻子。塑造成功的婚姻是养育孩子的关键部分，所以说，那时候的鲍勃医生实际上也算不得一个很棒的父亲。只有在他提高了做丈夫的水平以后，才成为了了不起的父亲。

怎样才能既做超级老爸，又当超级老公？我们可以说说我们一直在思索的几个想法。

首先，你和太太要留出给对方的时间。鲍勃医生解释说：

"我不是说孩子小的时候雪儿和我用在他们身上的心思过多了，因为我们绝不会改变和孩子的亲密关系。但我们有时候忘了给对方足够的时间。

现在我们有了3个孩子，出门约会不是不情不愿的，而是翘首期盼。当老三还很小的时候，我们有时候会留他在家，找个人照看。有老大那会儿，你要是问我们愿不愿意让人看着他而我们自己出去，我们会瞪着你，以为你在说疯话。我们从来没想过留他在家自己出去——晚上除了待在家里陪宝宝玩，难道还有别的可做的吗？

现在当我在育儿会议上和一大群人谈起这些观点时，只有一个孩子的父母表情茫然，而有两个或更多孩子的父母则赞许地点头微笑。如果说我和雪儿在养第一个孩子时忽视了对方的话，也许我们的做法正是大多数第一次有孩子的父母最自然的做法。"

比起妈妈，大多数爸爸则更早准备要把孩子留在家里；尽管有的妈妈在生完孩子两三个月后就迫不及待想自己出门，但有的妈妈在孩子两三岁之前根本不想离开他。许多妈妈告诉我们，她们希望丈夫不要老催着把孩子留在家里让别人照顾，好出去浪漫一两个晚上。假如在妻子真正准备好之前你就说服她和你单独出门，你跟她讲话的时候，她每过几分钟也会冲你微笑、点头、应答几声，但其实整晚上她都在嘀咕：我不在家孩子过得怎么样？在这种情况下，你只能耐心点。同时，要预定一张3人桌。你很可能不会有烛光晚餐，小提琴伴奏，也不能把车停在什么地方亲热一番，可如果你能接受她作为母亲的角色，而不是要求她像个情侣，她一定会很感激的。

鲍勃医生回忆起有第一个孩子时他们经常3个人约会：

"我们用背巾带着他时，他能一口气睡很长时间。他刚几个月大的时候，我们就多次享受美味的晚餐，看了几场不错的电影，那时他就依偎在我们怀里。每当他快醒的时候，雪儿很容易就可以喂他吃奶、让他睡着。"

要是你太太还没做好出门的打算（不管带不带孩子），那就在家里约会好了。趁妈妈哄孩子睡觉的时候，准备一顿浪漫的晚餐（自己做或叫外卖都行），点上蜡烛，放点音乐。你可以把这作为每周五或周六晚上的常规活动。

当太太准备好再次和你约会时，找人看孩子可能还是件很麻烦的事。鲍勃医生想到了如何帮忙：

"我们每次想出去的时候，好像总是雪儿在打电话找人看孩子、订晚餐、确定电影演出时间，所以有时候我自己主动安排。每次我下午在班上打电话给雪儿，让她给孩子做点简单的饭，因为我们俩要出去，她都惊讶得不得了。"

但有时候我出于父亲的本能，禁不住想约会时把孩子也带上。有天晚上我安排好去看电影，然后我对雪儿说，'我们要看的电影咱们11岁的儿子也会觉得有意思，干吗不带上他，好表示我们已经知道他长大了？'主意不错吧？但考虑到你上班的时候，你太太每天、整天都和孩子在家待着，这主意就不一定好了。雪儿只是瞪了我一眼，我们就把儿子留在家里了。"

也可能无论你多看重和太太单独相处的时间，你还是不愿意把宝宝留在家里的。鲍勃医生也有同感：

"有时候想到老三和我相处的时间很短，我就感到很内疚。他不像老大那样，占据我所有的时间，我们的老二也是。每多一个孩子，我的时间就又被挤掉一些。可有了3个孩子，这也是不可避免的。"

记住，从长远来看，父母除了做父母依然相爱，孩子会为此满怀感激的。

当上父亲以后，你会发现婚姻生活中浪漫的一面得先放一放，你得做出选择：要么怨恨孩子干扰了你们的婚姻，怨恨太太对你缺乏"性趣"；要么成为家中的英雄。刚做父亲的感受让鲍勃医生想到他最喜欢的电影，布鲁斯·威利斯主演的《虎胆龙威》：

"故事讲的是一个普通的警察陷入一个极度紧张的境地中。他有机会扭转乾坤，成为所有人的英雄。他依靠难以置信的勇气和一点点运气迎难而上。男人看到这样的电影会心想：'嘿，做这样的英雄真是太爽啦！'喂，新爸爸们，你们现在就有机会像硬汉布鲁斯一样从艰苦卓绝的情形中脱颖而出。这压力很大，很不容易，你会疲惫不堪。可是如果你直面挑战，在你太太眼中，你将会是这个星球上最迷人的男人。这是你战胜挑战、成为大英雄的机会。"

等孩子大一些之后，鲍勃医生把晚上的安排进行了调整：

"以前我晚上都是先陪孩子们玩，直到他们上床睡觉，然后才陪太太。可到那时我经常累趴下了，只能陪她在沙发上坐坐。现在下班回家，我先亲她一下打个招呼（除非是孩子在门口迎着我），问问她一天过得怎么样，然后再跟孩子打招呼。雪儿做饭时，我通常也在厨房陪着她，而不是和孩子们在外面跑、叫3遍才回来吃饭。"

随着家庭的壮大，你应该记住一些小事，像重要的日子要有鲜花。你要花时间陪太太，关注她，做任何能让她觉得开心和感觉被爱的事。要像反思做父亲的职责一样经常反思一下你们的婚姻关系，不要顾此失彼。你若想获得"年度最佳父亲奖"，一定要有太太为你加油喝彩才行。

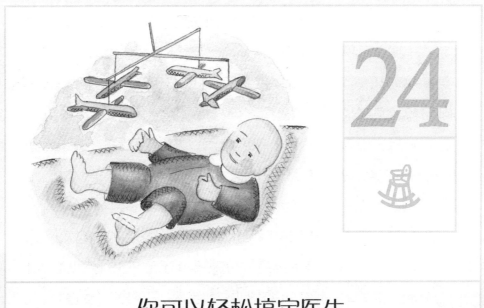

你可以轻松搞定医生

　　我们在诊室里看到很多生病的婴儿，他们患的病五花八门，从湿疹到感冒，从咳嗽到腹泻，再到一般父母怎么也搞不明白的大哭大闹。通常我们能够得到婴儿在过去48小时情况的精确描述，包括宝宝的体温，鼻涕的颜色，出现的不同寻常的疹子，宝宝大便的颜色、质地和气味以及对咳嗽严重程度的估计。实际上，这些症状描述对于准确诊断是至关重要的。只要有妈妈在场帮忙，我们的工作实际上还是蛮简单轻松的。

　　可如果带宝宝看病的是爸爸，情况则往往是这样的：我们一般先和爸爸轻松寒暄片刻，然后问："那今天为什么把宝宝带到这里来啊？"爸爸不会像前面描述的那样叙述一下孩子的病情，而是从衣兜里摸索一阵，掏出一张折起来的皱巴巴的便条。"啊，"我们说，"是妈妈写的。"这不是抱怨，我们也没指望爸爸会注意到孩子细微的症状。爸爸只知道宝宝不睡觉自己也没法睡觉，而搞定这一问题就是我们医生的工作了。

更糟的情况是连个便条也没有，最后我们只好用爸爸的手机给妈妈打电话，问问是怎么回事。

在这一章我们会教给你，不必带便条也可以去给孩子看病。我们没说便条没有用（妈妈总是想把自己的看法带给医生），而是说便条不是必需的。读完这部分后，你就能注意孩子的症状，以便向医生准确描述了。

更重要的是，我们会告诉你如何帮助宝宝度过大多数的常见病，这正是你可以大显身手的地方。当宝宝得病，妈妈好像束手无策时，你可以自信地宣布："别担心，亲爱的，我知道该怎么办。"当然，开始她不会相信你，你得向她证明。

婴儿几周大的时候，最常见的症状，只是看起来像生病。婴儿刚出生一两周内会出现鼻塞，一直持续到6周左右。婴儿的呼吸道也经常阻塞，呼吸时发出"咯咯"或"呼噜呼噜"的声音，有时候喂奶都有困难，因为他还不会用鼻子呼吸。

此时，没有经验的父母第一个念头是："啊，不好，宝宝感冒了。"妈妈先是埋怨你照顾孩子前没洗手，很可能立即就要带宝宝去看病。把车钥匙藏起来，你的宝宝很可能没病，这不过是宝宝要经历的正常阶段，他敏感的呼吸道正在适应尘土、气味、花粉以及我们整天呼吸的空气中其他所有的东西。"阻塞会过去的，"你可以胸有成竹地告诉太太，"这只是新生儿正常的鼻塞。"她若不信你，就拿出这一页来给她念一念。

那你该怎样帮助宝宝呢？往宝宝鼻孔里喷几滴鼻腔稀释盐水（从药店里买，或用 1 / 4 茶匙的盐和 250 毫升的温水自己配制）或母乳（是的，母乳）软化鼻尿，然后用真空注射器吸出来。宝宝睡觉时把他抱在怀里，或在褥子下面放一个小枕头，这样他睡觉的时候可以微微有个角度。在卧室里放一个加湿器，或者打开浴室的热水淋浴喷头，抱宝宝在浴室里待会儿，这样就可以让他鼻子通气。如果这些措施一周内不见效的话，再去找医生看。严重鼻塞可能是宝宝对妈妈饮食中的什么东西（比如奶制品）或给他喂的配方奶粉过敏的征兆。

第二种新生儿常见症状也不是真正的病，那就是正常的新生儿湿疹。大多数婴儿脸上、胸部、后背或四肢末端会出现红色的肿块或疙瘩。一般说来没什么可担心的，到宝宝6周大的时候就会自行消失，不用涂乳液或润肤露治疗；湿疹也不会让宝宝难受。如果他看起来确实有些烦躁或表现出其他病的症状，可以找医生看一下。

下面还有一种情况不是病：呕吐。大多数新生儿呕吐都不是病，实际上所有的宝宝每天都会吐点奶，不少婴儿每天有一两次吐到好像把刚刚吃的全吐出来一样。只要宝宝总体上看起来心情愉快，体重在增加，那就没什么可担心的。但如果宝宝总是整天或整夜哭闹，那可能是吐奶导致胃灼热，表明有可能出现胃食道反流，那就得和医生谈谈。而且，如果你的宝宝基本上愉快，但每天有好几次喷射性呕吐（也就是能把奶吐到1米多之外），而且频率越来越高，也要找医生看看。

下面这种病就真是生病了：发烧。如果宝宝出生后6周内出现直肠温度超过38.3℃的情况，就得立即找医生。直肠？你问。哎呀，是啊，对于新生儿来说，这是最可靠的测量办法。家中应该常备直肠温度计，测量时把温度计插入肛门内2.5厘米左右，如果是普通的玻璃温度计，在里面放3分钟左右；如果是数字温度计，则等它发出"哔"的一声就可以拔出来。发烧不要自己治疗，应该先让医生看一看。

宝宝6周大以后发烧，可以测量腋下体温。如果宝宝恢复精神，玩得挺欢，就没必要跑去找医生。如果发烧的宝宝好像昏昏欲睡，也就是浑身无力，不睁眼，不吃奶，似睡非睡，或者一哭几个小时，怎么也哄不好，那就赶紧去看医生。这些症状说明可能出现感染，需要马上治疗。

有哥哥姐姐的婴儿可能会得普通的感冒。下面的方法可以帮你辨别：感冒不光是鼻塞，还流鼻涕。最初是清鼻涕，后来鼻涕变稠，颜色变白变黄，也可能发绿。宝宝可能还会咳嗽，偶有哭闹，睡觉不安稳。这时候你可以确定地告诉太太："亲爱的，咱们的宝宝感冒啦。"

但小小的感冒需要找医生看吗？只要不发烧，能哄好，吃奶也不错，没有出现胸部憋气，没有呼吸困难，基本上可以在家照看着。但如果呼吸变得吃力（老是呼吸急促，每一次吸气肚子和脖子都抽进去；呼吸时像哮喘发作一样发出"呼哧呼哧"的声音），你就得立即找医生了。如果喘气声听起来像是喉咙有痰，只要呼吸不困难，就不要担心。如果宝宝不发烧，呼吸顺畅，心情基本上愉快，基本不必担心。

应对宝宝的感冒，方法和对付鼻塞一样：吸出鼻涕；打开浴室的热水喷头，抱着宝宝在浴室里待一阵；睡觉时，把宝宝的头稍稍垫起来；用加湿器给卧室加湿。

最后一种常见病是腹泻。没有什么东西比婴儿的大便更让父母搞不懂了。今天是黄色的，明天又成绿色的；先是稀的，又是干的，然后又是稀的。宝宝的大便有所变化是正常的，只要他心情愉快就不必担心。如果他的大便稀而黏，且持续一周以上，而宝宝又不像有病的样子，那可能意味着他对妈妈吃的什么东西或婴儿奶粉过敏，医生可以帮你搞清楚。

如果宝宝的大便变得更稀，拉的次数更频繁，气味难闻，你可以怀疑宝宝患了痢疾型肠道感染。此外，他还会哭闹，可能呕吐或发烧。这种情况下你的主要任务是保证孩子不脱水。如果宝宝是吃母乳，那妈妈应该继续喂奶。如果是喝奶粉，那就要用水或能从药店买到的口服电解质溶液稀释奶粉，或者暂时用豆奶代替奶粉（在腹泻期间，牛奶奶粉比较难消化）。腹泻没有什么特效药。如果你发现宝宝大便带血或宝宝出现缺水症状（小便变少，嘴发干，哭时泪水很少或没有泪），那就得去找医生看。

即便宝宝从来也不得病，你也仍然应该带他到医生那里进行婴儿健康查体。检查的常规项目因医院不同而略有差异，但通常是这样的：宝宝出生后的第二天（如果是在家里或妇产中心出生，没有产科医生在场的话，你必须在宝宝出生后两三天内带他到医生的诊室），医生要在诊室给他进行检查。等宝宝一个月大的时候，把宝宝带到医院去检查以后的检查是在3个月、6个月、9个月和12个月的时候。现在你已经知道了，就可以提醒妈妈和医生预约，她会惊讶你居然知道这些的。更好的做法是，向单位请半天假陪她一起去医院。

现在，你已经是育儿专家了，对吧？即使算不上，至少你已经了解了一些关于婴儿的基本知识，哪种情况是生病，哪种不是。更重要的是，你带孩子去看病的时候，就能向医生描述主要症状了，因为你知道应该留心什么。如果妈妈仍然塞给你一张便条，在候诊室的时候看一看，然后扔进废纸篓，你自己对付就可以了。

但是如果我们让你捎张便条给宝宝的妈妈，你也不要觉得受了冒犯，不是我们信不过你——怎么说呢，虽然我们确实对你不放心，但主要是因为我们知道回到家你太太会说："把医生的话原原本本地告诉我。"你若答一句："哦，医生说什么事也没有。"她是不会罢休的。她要看到白纸黑字写下来的东西。

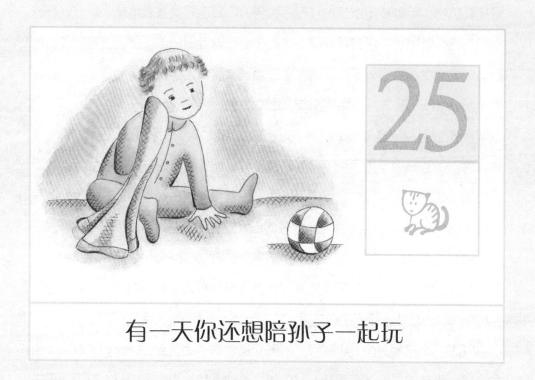

有一天你还想陪孙子一起玩

　　喂，等会儿——或者说，等几十年后吧！孙子？现在谁会想到孙子啊？你当然不会想，我们第一个孩子刚出生时我们也没想过。我们刚建立家庭那会儿，从来没想过长期的健康问题。汉堡薯条我们想吃就吃，拿可乐当水喝，拿冰激凌当夜宵，而且在孩子们看不到的时候，我们还会偷吃他们的万圣节、圣诞节和复活节糖果。

　　可现在，12年过去了，我们开始严肃地看待健康问题了。为什么要考虑25年之后的未来呢？因为我们想要有朝一日和孙子一起打球。我们眼下如何对待自己的健康决定了我们未来健康和活跃的程度。

　　典型的美国男人的生活是什么样的？有了孩子之后，他们工作努力却忘记锻炼，吃标准的美式饮食，然后到60岁就得心脏病。鲍勃医生是这样描述他第一次健康恐慌的：

"30岁时，我为了买人寿保险检查了胆固醇，结果是280。我的保险代理人打电话告诉我结果，问我是否有胸口痛，建议我去找医生看看，免得还没买保险就死于心脏病。我十分震惊，因为我生活很活跃，饮食实际上也是低脂肪的，但我并没有把他的话当耳旁风。通过严格饮食，我把胆固醇降到了180。我开始考虑，我想在55岁的时候依然是个健康活跃的老爸，我可不想因为得心脏病住院而错过儿子的婚礼。所以我坚持低脂肪饮食，开始坚持锻炼，尽量少吃垃圾食品。我决心不光要陪儿子打橄榄球，还要陪孙子打。"

要想在今后的60年做父亲、做祖父的话，你要做的第一件事就是注意你的脂肪摄入量。人们常吃的高脂肪、高胆固醇食品包括含有大量奶酪的主菜、牛肉、油炸食品、冰激凌、某些饼干、小点心、薯条以及其他快餐食品，还有大多数的沙拉酱。

鲍勃医生解释了他如何降低胆固醇：

"吃任何东西我都要先看标签，不光看胆固醇含量，还注意脂肪的克数。如果一份食物含胆固醇超过15克，我就不吃。如果饱和脂肪或反式脂肪的含量超过10克，我也不吃。我渐渐不再吃牛肉，改吃鸡肉。去餐馆的时候，我一般要一大盘放了低脂沙拉酱的沙拉，而不是一大份主菜。当我想吃更有营养的东西时，就点份鱼。早饭我开始吃健康的全谷麦片和水果。出门办事的时候我不再去快餐店，每当我需要快速解决吃饭问题时，我会弄个三明治。改变这些生活方式绝非易事，但是为了孩子我做到了。"

为了你的孩子你也应该努力。在减少脂肪和胆固醇摄入的同时，还应减少糖分的吸收。鲍勃医生做到的事可能大多数男人都做不到：

"我不清楚自己怎么做到的，但确实做到了。6个月之前，我彻底戒掉了垃极食品，或者99%吧。不再吃小点心、冰激凌、糖果（孩子们万圣节藏起来的好东西这下安全了）或巧克力。我甚至已经不在咖啡里加糖了。为了不让自己发疯，我在一点上放纵自己：吃太太给我做的甜点，这样每隔一两周就可以犒劳一下自己。"

我们倒不是建议你不吃所有的甜食，这很难。但要检查一下你食物中糖分的摄入量，如果觉得受到启发，就做些改变。

我们做的另一件事也很重要，就是每天早上上班时带午饭。如果你到中午才考虑吃什么，往往就吃快餐了事了。每天中午都吃快餐，无论是从身体上还是从精神上来看，都有害而无利。你只需早点计划，就可以准备出几天吃的金枪鱼沙拉或你喜欢的其他健康午餐。你也可以从健康食品商店买些冷冻的但相对健康的主菜。尽量不要吃快餐，这将会给你的生活带来巨大的变化。

几年前，吉姆医生的一个好友为了练出更好的体型，决定采用低热量饮食：

"我想：'要是他能做到，我能做得比他更好。'所以几个月以来，我们开始了一场神经、毅力和自制力的激烈角逐。我们是一对儿为自己的健康而拼搏的对手。我已经尝试过十多次减肥，但只有这一次，我的体重真正开始降下来了，简直难以置信。"

当然，低热量饮食有助于减肥，但不减肥也不应当吃太多肉或奶酪之类的高脂肪食物。

在饮食上做出明智选择，受益的不只是你自己。你的孩子会在今后的18年中和你吃一样的饭，从你那里学习好的或坏的饮食习惯。教给孩子什么是好的营养并为他打造良好的饮食习惯，将会是你送给他的无价之宝，他长大之后会感激你的（当然可能会在因为你不让他吃垃圾食品而抱怨你几年之后）。

我们的父亲传给我们的一项绝活是他拿手的早餐果汁饮料，其中包括牛奶、酸奶、豆腐（你可能尝都没尝过）、蜂蜜、花生酱（天然的那种）、冷冻香蕉、蓝莓、草莓和杧果。听起来还不错吧？可等等，还有呢：燕麦麸、亚麻籽粉、大豆蛋白粉以及多营养混合粉。大多数早上我们在上班路上不是喝咖啡，而是喝这样的饮料当早餐，不光节省时间，还健康又提供能量。更好的一点是我们的孩子也喝这种饮料（好吧，有几个孩子喝）。最初我们认为爸爸的果汁饮料太粗糙，现在觉得味道棒极了。

另外一种照顾好自己的办法是坚持锻炼，这和好好吃饭一样重要。你得制订一个符合你兴趣的计划：你喜欢竞争吗？你习惯早起，还是到下午才精力旺盛？我们兄弟俩的锻炼习惯很不相同，但都争取每天锻炼。

鲍勃医生对在健康俱乐部健身不感兴趣：

"下班之后，我最不想做的就是去健身房，但我决定更好利用每天清晨或晚上孩子睡觉之后的时间锻炼。我试过跑步机，但噪音太大，而且有点磨脚。后来我买了一台椭圆健身器，它介于健身脚踏车、阶梯踩踏机和跑步机之间。你可以把脚放在踏板上做走或跑之类的运动，同时用胳膊前后推动。这种机器最大的好处在于很安静，可以直接安装在客厅的沙发旁边。每天晚上我一边看电视一边在上面锻炼半个小时，对我极为方便。现在每隔一天早上，我在家人没有起床之前锻炼一次，这确实能让我精力充沛地开始一天的生活。"

使你心跳加速但又不筋疲力尽的锻炼叫心脏有氧运动。使心跳加速到一定程度（以你的年龄而定），坚持做半个小时，但不要累坏自己。每周4次，一次半个小时，就足以使你在55岁的时候不得心脏病。

吉姆医生是如何戒掉双层奶酪汉堡的？

"我以前常说，从明年起我要开始健康饮食。但后来一个新的动力出现了，让我立即做出改变。大约1年前，我找出自己的旧山地自行车擦了擦，又开始骑起来。做这样的运动，你今天吃的东西就会影响你今天的表现！我感觉最美妙的时候是上坡时超过其他几个骑手。我天性喜欢竞争，就把这一特点当成优势，运用在我一直败得很惨的方面——健康上。我争取平时每天骑车一个小时，周末时骑的时间更长。尽管太太反对我花半天时间打高尔夫或航海，但她明白我骑车不是为了好玩，而是为了我们的未来。"

骑自行车和跑步一样，是会上瘾的——这当然棒极了。关键是你要做自己觉得带劲的事，锻炼的同时又能得到乐趣更是意外之喜。

想一想，如何改变全家的生活方式才能更健康？比如每周走着去农贸市场购买健康食物；找到你俩都喜欢而且能带上孩子的户外运动（远足、骑车、慢跑、游泳等）。

你太太怀孕的时候人们经常开玩笑说她"为了两个人吃饭"吧？而你呢，吃饭、锻炼都是为了3个人：你自己、你太太，还有你的宝宝。你的饮食习惯和生活方式会影响你的整个家庭。趁现在年轻，做出明智的选择，开始坚持锻炼。如果你还需要点动力的话，那就去查查胆固醇，但愿不会像鲍勃医生以前那样高。如果真高的话，那还是早点发现，趁现在年轻，一切还来得及改变。

展望未来

你刚刚读到的25条建议的重点是帮助新当上爸爸的你经营好新组建的家庭。但是孩子长大后呢？我们想简要探讨一下早期的父子、父女感情是如何发展为一个相互关爱的长期关系的。

吉姆医生很喜欢斯蒂夫·马丁主演的新版本电影《岳父大人》：

"在我看来，这部电影的亮点是表现爸爸和二十几岁的女儿之间的关系的那段。他们一起投篮，谈论生活。她给他一个大大的温暖的拥抱，而且依然叫他爹地。至于这种关系是如何建立起来的，电影着墨不多。我们不太相信这种关系是在她进入少年联盟的年龄（8~12岁）——也就是很多男人（如果他们的时间完全被事业占据的话）真正开始和孩子交流的年龄——才开始的。更大的可能是，这样密切的父女关系在很早以前就开始了，早到她还不记事的时候。"

父亲是孩子认识的最重要的男人。你儿子一生中很长时间都在努力成为你那样的人，你女儿很可能会找一个让她联想到你的丈夫。在孩子心目中，你的为人和行事决定了什么是他们心目中的理想男人，这是极为重大的责任，你也不可能总是能胜任。有时候本该你倾听的时候你却大喊大叫，本该立场坚定时你却放弃退缩，你还偶尔做出一些很白痴的举动，事后会觉得自己是不折不扣的失败的父亲。幸好，如果你能记住一些基本的规则，仍然能成为一个超级老爸：

不要吝啬时间。每天至少拿出一刻钟来给孩子读书或陪他做游戏。让他骑在你的肩膀上在屋里转，在客厅地板上跟他玩摔跤游戏，或睡觉前陪他一起看书。等孩子长大些，你可以和他一起喝热巧克力，或发展相同的爱好。花时间陪孩子会让他知道他对你很重要。

每天都说"我爱你"。在孩子很小时就要养成这一习惯，这样到他十几岁的时候对他说"我爱你"就不会觉得别扭。不要吝啬拥抱和亲吻，就是偶尔拍拍肩膀也会使两个人关系亲密。

尽量不要对孩子发脾气。发脾气会使孩子感觉自己很渺小，而你则显得更渺小。在想发脾气时数到10。你希望孩子尊重你，而不是怕你。

不要吝啬赞美。寻找机会鼓励孩子，把孩子的画和成绩报告卡贴在冰箱上。如果孩子参加学校的舞蹈和戏剧演出，你一定要到场。

不要把输赢看得太重。你不会希望孩子认为你只有在他表现好时才关注他吧。让他知道，你喜欢看他的表现，即使他在的球队输了也无所谓，只要他玩得很开心。让他知道你是爱他这个人，而不只是他的成绩。

好了，就这些。我们希望你在如何成为最好的爸爸上得到了一些教益。我们努力使这本书好玩、幽默，免得你睡着（提醒一下，里面还有幽默呢）。我们试图从所有角度探讨父亲的角色，包括运动、电子产品、兴趣爱好、体育锻炼、事业、夫妻生活、金钱、食物、游戏时间、家务（抱歉）、岳母（真的抱歉）、工具、电视（啊哈，还忘了汽车）。我们相信，你、你太太和宝宝都会从中有所收获。

参译人员：段佳蓓　　侯水晶　　张　蕾
　　　　　商玉强　　程维美　　商海强
　　　　　张　英　　郭隆盼　　付洪卫

图书在版编目（CIP）数据

西尔斯亲密育儿经：新手父母不可不知的 50 件事 /
［美］玛莎·西尔斯等编著；祝凤英、王爱燕译 . —2 版 .
—济南：山东科学技术出版社，2017. 7
 ISBN 978-7-5331-8908-2

Ⅰ.①西…　Ⅱ.①玛…　②祝…　Ⅲ.①孕妇—妇幼保
健—基本知识　②产妇—妇幼保健—基本知识　③婴幼
儿—哺育—基本知识　Ⅳ.①R715.3　②TS976.31

中国版本图书馆 CIP 数据核字（2017）第 111932 号

西尔斯亲密育儿经

——新手父母不可不知的50件事

［美］ 玛莎·西尔斯　　罗伯特·W·西尔斯
　　　威廉·西尔斯　　詹姆斯·M·西尔斯 编著
　　　　　　祝凤英　　王爱燕 译

主管单位：山东出版传媒股份有限公司
出 版 者：山东科学技术出版社
　　　　　　地址：济南市玉函路16号
　　　　　　邮编：250002　电话：(0531)82098088
　　　　　　网址：www.lkj.com.cn
　　　　　　电子邮件：sdkj@sdpress.com.cn
发 行 者：山东科学技术出版社
　　　　　　地址：济南市玉函路16号
　　　　　　邮编：250002　电话：(0531)82098071
印 刷 者：济南继东彩艺印刷有限公司
　　　　　　地址：济南市段店南路264号
　　　　　　邮编：250022　电话：(0531)87160055

开本：787mm×1092mm 1/16
印张：16
字数：200 千
印数：1—4000
版次：2017 年 7 月第 2 版　　2017 年 7 月第 2 次印刷

ISBN 978-7-5331-8908-2
定价：39.80 元